脳卒中上肢機能検査マニュアル

ARAT

The Instruction Manual of Upper Extremity
Function Test for Stroke Patients：
Action Research Arm Test

■監修　安保雅博（東京慈恵会医科大学リハビリテーション医学講座 主任教授）

■編集　中山恭秀（東京慈恵会医科大学リハビリテーション医学講座 准教授）

■執筆代表　田口健介（東京慈恵会医科大学附属柏病院リハビリテーション科）

大熊　諒（東京慈恵会医科大学附属病院リハビリテーション科）

坂本大悟（東京慈恵会医科大学附属病院リハビリテーション科）

株式会社 新興医学出版社

The Instruction Manual of Upper Extremity Function Test for Stroke Patients : Action Research Arm Test

Supervised by
Masahiro ABO
Edited by
Yasuhide NAKAYAMA

© First edition, 2024 published by
SHINKOH IGAKU SHUPPAN CO. LTD., TOKYO.
Printed & bound in Japan

序

　ここ10年の間にわが国の高齢化はさらに進み，リハビリテーション医学・医療を取り巻く環境も急速に変化しています．それにより，リハビリテーション医学・医療の対象は多様になり，急性期・回復期・生活期の各フェーズ別における必要性も増しました．このような状況に対応するために2017年に日本リハビリテーション医学会では従来の「機能を回復する」「障害を克服する」という考え方を踏まえたうえで，リハビリテーション医学を「活動を育む医学」とする新しい定義を定めました．この定義により，全診療科からのリハビリテーション医学・医療への理解が進んだと感じています．

　もちろんこの間，リハビリテーション医学・医療の発展は著しいものがありました．その1つに，脳卒中後における上肢リハビリテーション治療があります．元来，発症から数ヵ月経てば改善が認められないとされていた上肢麻痺ですが，日本から世界へ反復性経頭蓋磁気刺激療法やボツリヌス毒素療法の併用による上肢リハビリテーション医療を啓発することで，治療としての確固たる地位を示してきたといっても過言ではありません．まさに患者さんそれぞれに対するオーダーメイドの治療によるADL，QOLを高める「活動を育む医学」になっているわけです．

　もちろん啓発を進めていくには，世界との共通言語である評価法で，この画期的な治療法の有効性を証明することが必要十分条件になるわけです．その評価法は，Fugl-Meyer Assessment（FMA）であり，今回この本で取り上げたAction Research Arm Test（ARAT）になるわけです．

　我々東京慈恵会医科大学リハビリテーション医学講座は，満を持して2008年より反復性経頭蓋磁気刺激療法を開始し，2010年からボツリヌス毒素療法を開始し，数千人の脳卒中後上肢麻痺に対して全国の関連病院とともに治療を行ってきました．しかもそこで用いられる評価は評価のためにするのではなく，治療学として，患者さんの機能を反映し目標設定と訓練設定をするための評価法でなければなりません．しかも得られた結果に対して，なおかつその経過に対して，確固たるエビデンスをもとに考案された訓練プログラムでリハビリテーション治療が行われなければなりません．またそれは，先を見据えたリハビリテーション治療であり訓練プログラムである必要があります．まさにこの本は，これらのことを網羅した我々のARATに対する現時点での集大成になったと確信しています．

　最後に，この本の作製にあたり，長い間苦楽を共にしている東京慈恵会医科大学附属病院リハビリテーション科の仲間ならびにいつも私の難題に真摯に対応してくださる株式会社新興医学出版社　代表取締役 林峰子氏に深謝申し上げます．

東京慈恵会医科大学リハビリテーション医学講座

主任教授　安保雅博

Contents

執筆者一覧

●監修

安保　雅博（東京慈恵会医科大学リハビリテーション医学講座　主任教授）

●編集

中山　恭秀（東京慈恵会医科大学リハビリテーション医学講座　准教授）

●執筆代表

田口　健介（東京慈恵会医科大学附属柏病院リハビリテーション科　作業療法士）

大熊　諒（東京慈恵会医科大学附属病院リハビリテーション科　作業療法士）

坂本　大悟（東京慈恵会医科大学附属病院リハビリテーション科　作業療法士）

●執筆者（執筆順）

梅森　拓磨（東京慈恵会医科大学葛飾医療センターリハビリテーション科　作業療法士）

石川　篤（東京慈恵会医科大学附属第三病院リハビリテーション科　作業療法士）

伊東　寛史（東京慈恵会医科大学附属病院リハビリテーション科　作業療法士）

濱口　豊太（埼玉県立大学大学院保険医療福祉学研究科　教授）

●撮影協力

越前　春希（東京慈恵会医科大学附属柏病院リハビリテーション科　作業療法士）

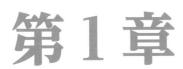

第1章

上肢機能評価と ARAT の関係性

上肢機能評価と ARAT の関係性

＼ POINT ＼

- 運動機能を，客観的に測定・判定し，障害の程度を数値として表すことが運動機能評価である．
- 運動機能評価には，①評価の視点が明確で尺度表示が整理されていること，②標準化されていること，③信頼性と妥当性があること，④簡便性を兼ね備えていること，⑤ ICF のセクションに対応していること，⑥国際的に使用されていること，といった要件が求められ，ARAT はこれらを備えている．
- ARAT は，上肢機能評価の中でも物品操作能力に関する評価法にあたり，ICF では「活動」のセクションに対応している．
- ARAT は，STEF や FMA と比較するとより重度な脳卒中後上肢片麻痺患者の変化を捉えられる点が特徴である．

運動機能評価の測定・判定

　評価者に求められる重要なことは，患者を治療する際，「病気や障害といった側面だけでなく，1人の人間として患者を把握する」ことである．患者をより理解するために，訴えや考え，趣味嗜好，家族構成，居住環境，職業，既往歴，身体機能，精神機能など多くの情報を用いる必要がある．「身体・精神機能」をつかさどる中枢神経系の病変を主体とする脳卒中では，運動機能，認知機能，感覚機能，呼吸・循環機能など，さまざまな「身体・精神機能」に広く障害が及ぶ．特に運動機能の障害は高頻度であり，障害の有無と程度が患者の活動や人生にも大きく影響する．そのため，運動機能を客観的に測定・判定することが極めて重要である．さらに運動機能障害の程度を数値や順序で表すことが求められる．

　この過程こそが，「運動機能評価」となる．日々変化していく脳卒中患者の症状に対して，適切な運動機能評価を選択することで，脳卒中患者の現状把握が可能となり，治療計画の立案や治療目標の決定，治療効果の判定がより妥当なものになる．

　本項では，脳卒中後上肢麻痺に対する運動機能評価に求められる要素と，各上肢機能評価の概説，本書の主題でもある Action Research Arm Test（ARAT）との関係性について解説する．

運動機能評価に求められるもの

　近年，脳卒中後上肢麻痺に対する新たな治療法の研究が進んでいる．例えば CI 療法（constraint-induced movement therapy），電気刺激療法〔治療的電気刺激（therapeutic electrical stimulation：TES），機能的電気刺激（functional electrical stimulation：FES）〕，1時間以上の反復促通療法（川平法），経頭蓋磁気刺激（transcranial magnetic stimulation：TMS），経頭蓋直流電気刺激（transcranial direct current stimulation：tDCS），ロボット療法，brain-machine interface（BMI），ボツリヌス毒素療法など，日々新たな治療の発展が進んでいる．

　そのため，運動機能評価においても，現在の治療に即した評価の開発，選択，適応が求められる．以下，筆者らの考える運動機能評価に求められる要件について述べる．

1　評価の視点が明確で尺度表示が整理されている

　運動機能評価は，患者の障害像を正しく捉えてその状態を視覚的に表し，相対的な位置や状態を示すものでなくてはならない．そのため，機能評価に求められる要素としては，臨床的に有用な評価の視点や判断の基準が明確であること，障害の程度を具体的に表現できる値を示していることが挙げられる．

　また，評価尺度は，尺度の水準によって，測定値のもつ意味と情報量が異なってくる．尺度の水準は一般に，名義尺度，順序尺度，間隔尺度，比率尺度の4つに分類される．名義尺度は，事象や対象を分類するために与えられた名前や数値による尺度で，相互の大小関係や倍数関係を意味しない．順序尺度は，大小や優劣などの一定の序列を表すが，値の等間隔性が保障されない尺度である．この序列を設定する際には，評価者によって序列が変動しないよう十分に検証されている必要がある．間隔尺度は，値の等間隔性は保障されるが，絶対的な原点（0）をもたない尺度である．比率尺度とは，絶対的な原点（0）をもち，値の等間隔性も保障されている尺度である．

　これらのうちどのような尺度が利用されているかによって，数値の集計・分析の際の方法が異なってくる．そのため，運動機能評価には評価の視点が整理されているだけでなく，設定されている尺度水準が明確に示されている必要がある．

2　標準化されている

　運動機能評価は，誰が測定しても同様な結果が示され，再現性が高いことが望まれる．そのため，標準化されていることが重要で，同一の手順で測定され，採点基準に則って判定されることが必要である．具体的には，評価時に使用する道具，環境設定，評価の手順や採点の方法が明示され，マニュアル化されている必要がある．標準化は評価の信頼性にも大きく影響する要素である．さらに，年齢差や性差，重症度，カットオフ値などを含む基準値と基準範囲が検証されていることが望ましい．そして基準値がどのような意味をもつのか正確に示されている必要がある．

3　信頼性と妥当性がある

　評価の信頼性において重要なのは，「同一検者が繰り返し評価を行う際の結果の安定性（検者内信頼性）」と「異なる検者が同一時期に評価を行う際の結果の安定性（検者間信頼性）」である．運動機能評価では，継時的に同一の評価を繰り返し実施し，運動機能の変化を捉えるため，時期によって評価の精度にばらつきが生じてしまうことは避けなければならない．また，臨床場面では，必ずしも同一の評価者が評価を繰り返し行えるわけではない．そのため，検者によってばらつきが生じないこと（検者間の一致）が大切である．

　評価の妥当性とは「その評価が，測定・判定したいものを，本当に測定・判定できているか」である．「妥当性が高い」ということは「測定・判定すべきものを的確に判定している」ことを意味する．

　個人・病院オリジナルの評価法の開発や臨床利用をする際は，導入に先立ち，その信頼性と妥当性を十分検証することが重要である．

4　簡便性を兼ね備えている

　脳卒中のリハビリテーション治療において，特に急性期や回復期では数日，数週間の間に運動機能が大きく改善することは珍しくない．また，急性期では，訓練室ではなく病室で運動機能評価を行う場面もある．このような状況において，大がかりな装置を用いることなく，短時間で遂行でき，患者への負担を最小限に抑えた評価が求められる．評価の完遂に数日を要するものでは，速い症状変化を正確に把握することができなくなる．また，評価に必要な機器が複雑で，評価の準備に手間がかかるようでは，治療の進行にも影響をきたし実用的な使用は困難となる．

5　ICF のセクションに対応している

　国際生活機能分類（International Classification of Functioning, Disability and Health：ICF）では，人間の生活機能を「心身機能・構造」「活動」「参加」という 3 つのセクションで捉えている[1]．リハビリテーション治療を受ける脳卒中後上肢麻痺患者についても，病気や障害だけでなく患者を 1 人の人間として捉えるため，ICF の各セクションのそれぞれの状態を常に把握しておくことが重要である．そのため，運動機能評価においてもどのセクションに対応しているか明らかにし，適切に使い分ける必要がある．

　脳卒中後上肢麻痺に対する運動機能評価についてのシステマティックレビュー[2]では，ICF のセクションごとに対応する運動機能評価が示されている．代表的な例では，「心身機能・構造」のセクションに対応する評価として Fugl-Meyer Assessment（FMA）がある．また，「活動」のセクションに対応する評価として，ARAT，Wolf Motor Function Test（WMFT），Box and Block Test（BBT）などが挙げられる．

6　国際的に使用されている

　グローバル化が進む現代医学では，測定される臨床データは，国際的な比較・発表に耐え得るものであることが必要である．今や，臨床の場においても世界で広く使用されている運動機能評価に基づいたデータが求められる時代となっている．

　海外で開発されたリハビリテーション治療の効果を本邦で確認するためには，海外で用いられている評価が必要となる．反対に，本邦で開発されたリハビリテーション治療を海外へ発信する際にも，的確に治療効果を伝えるためには国際的に使用されている評価をもって明示しなければならない．また，国際的に使用されている評価を用いる際には，日本語版の信頼性や妥当性が十分に検証されているかの確認を忘れてはならない．

　一方で，上肢機能が社会的・文化的背景に左右される点は忘れてはならない．欧米諸国と本邦の生活様式には多くの文化的相違が存在する．代表例としては，食事動作が挙げられる．食事の際に，スプーンやフォークを使うのか，箸を使うのかによって求められる上肢機能は変化し，活動場面での障害の程度は異なってくる．国際基準の運動機能評価を使用し，治療効果を示していくことは重要であるが，それに加え本邦の社会的・文化的背景に即した上肢機能評価を使用することも同時に重要となる．生活場面での麻痺側上肢の使用頻度と動作の質を自己評価する Motor Activity Log（MAL）は，本邦の生活様式にそぐわない項目もある．目の前の患者の実生活に即した適切な評価を行ううえでは，本邦の生活様式に合わせた Jikei Assessment Scale for Motor Impairment in Daily Living（JASMID）などの使用も検討し，使い分けていく視点が重要である．

代表的な上肢機能評価

　ここまで述べてきた運動機能評価に求められる要素を含む代表的な上肢機能の評価法について紹介する．

1　FMA

　FMA は，脳卒中患者に対する包括的な身体機能評価法である[3]．検査項目は，運動機能（上肢，下肢）とバランス，感覚機能，他動関節可動域と関節痛から構成されている．採点様式は，0 点（なし），1 点（不十分），2 点（十分）の 3 段階の順序変数であり，計 226 点満点で採点される．脳卒中後の上肢運動麻痺を呈した患者に対しては，上肢運動機能の項目が抜粋されて用いられることが多い．FMA の上肢運動機能項目（FMA-VE）は，肩・肘・前腕，手関節，手指，協調性・スピードの 4 つのパートから構成され，計 66 点満点で採点される．

2　ARAT

　ARAT は物品操作能力に関する評価法である[4].
テストは，つかむ（Grasp），握る（Grip），つま
む（Pinch），粗大動作（Gross movement）の大
項目から構成され，19 の下位項目が設定されてい
る．採点様式は，3 点（正常に実行可能），2 点（課
題は完遂に困難さを伴う，時間を要する），1 点（課
題の一部を完了），0 点（実行不可）の 4 段階の順
序変数であり，計 57 点満点で採点される.

3　WMFT

　WMFT は，運動項目と物品操作項目の計 15 項
目から構成されている評価法である[5].　各課題では
動作の遂行時間と動作の質が評価される．動作の遂
行時間では，計 15 項目の合計時間が算出される.
動作の質では，Functional Ability Scale を用いて
各項目を 6 段階（0 ～ 5 点），計 75 点満点で評価
が行われる.

4　BBT

　BBT は，手指の巧緻性に関する評価法である[6].
25㎜四方のブロックを 150 個用意し，箱の一方の
区画に入れた状態から，対側の区画に仕切りを越え
て 1 つずつ移動させる課題である．テストでは，1
分間で移動されたブロックの個数が計測される.

5　STEF

　Simple Test for Evaluating Hand Function
（STEF）は，本邦で開発された物品操作能力に関
する上肢機能評価である[7].　計 10 項目の物品操作
の課題から構成され，各課題の運動時間が計測され
採点される．計測された運動時間は 10 点満点の得
点に換算され，計 100 点満点で採点が行われる.
STEF では，年齢階級別の健常者の得点が示されて
いる.

6　MAL

　MAL は，日常生活動作に関する評価法である[8].
日本語版では，14 項目の質問からなる MAL-14 が
開発されている．MAL-14 では，14 項目の生活動
作における麻痺側上肢の使用頻度（amount of
use：AOU）と動作の質（quality of movement：
QOM）について，自己評価式で採点される．AOU
と QOM の採点方式は，0 点から 5 点までの 6 段階
の順序変数であり，総合得点は合計得点を項目数で
割って算出される.

7　JASMID

　JASMID は，本邦で開発された ADL に関する評
価法である[9].　MAL の質問項目は，西洋における
生活様式に基づいて設定されているのに対して，
JASMID では本邦を含む東洋の生活様式が考慮さ
れた項目が設定されている．JASMID は計 20 項目
の質問から構成され，自己評価式で採点される.
JASMID の採点様式と総合得点の算出は，MAL の
方法と同様である.

ARAT とその他の上肢機能評価の関係性

　前述で示したように上肢機能評価には様々なもの
が存在する．これらを用いる際に重要なことは，そ
れぞれの評価の特性を理解して使い分けることであ
る．また，各評価を理解し使いこなすには，お互い
の評価がどのような関係性をもっているのか理解す
る必要がある．本項では，東京慈恵会医科大学リハ
ビリテーション医学講座と関連病院（**表1**）が蓄積
してきたデータを解析し検討した，ARAT とその
他の上肢機能評価の関係性を示す．また，ARAT
の使用が適している場面，他の評価を用いるべき場
面を明らかにし，それぞれの評価の関係性を整理す
る.
　なお，解析の対象は ARAT，FMA，STEF，WMFT

表1　東京慈恵会医科大学リハビリテーション医学講座の関連施設一覧

	施設名	所在地
	東京慈恵会医科大学附属病院	東京都港区
関連施設	東京慈恵会医科大学附属第三病院	東京都狛江市
	南東北グループ医療法人財団健貢会 総合東京病院	東京都中野区
	社会医療法人社団医善会 いずみ記念病院	東京都足立区
	京都大原記念病院グループ 京都大原記念病院	京都府京都市
	京都大原記念病院グループ 御所南リハビリテーションクリニック	京都府京都市
	社会医療法人寿人会 木村病院	福井県鯖江市
	医療法人財団共済会 清水病院	鳥取県倉吉市
	医療法人社団朋和会 西広島リハビリテーション病院	広島県広島市
	医療法人雄心会 函館新都市病院	北海道函館市
	医療法人雄心会 青森新都市病院	青森県青森市
	医療法人慈圭会 八反丸リハビリテーション病院	鹿児島県鹿児島市
	厚地リハビリテーション病院	鹿児島県鹿児島市

を実施した脳卒中後上肢麻痺患者である．評価項目の一部しか実施できていない症例があったため，ARAT と FMA においては 2,566 例，ARAT と WMFT においては 1,754 例，ARAT と STEF においては 575 例のデータが解析の対象となった．

1 ARAT と FMA の関係性

　ARAT は，脳卒中後上肢麻痺の患者を対象とした，ICF「活動」のセクションに対応する物品操作を含んだ評価で，上肢麻痺の重度から軽度までの幅広い対象の評価が可能である[10]．FMA は，「心身機能・構造」のセクションに対応する評価であり，上肢麻痺に由来する運動障害の評価として多く使用されている[2]．

　ARAT と FMA の関係性について，症例の臨床背景を**表2**，データ解析の結果を**表3**と**図1**に示す．ARAT と FMA に関して，FMA は天井効果を認める分布となった．このため，ARAT は FMA と比較して軽度麻痺の上肢機能の変化を捉えることが可能である．また，ARAT の明らかな床効果は認められないが，ARAT の低得点者では FMA における得点分布が幅広い．このことから，FMA は，重度麻痺の機能変化をより捉えられる傾向にあると推察される．

　先行研究では，ARAT と FMA は相関が認められ，上肢機能の変化を同等に測定できる[11,12]とされている．ARAT は短時間で評価ができるという点から有用な評価である．一方で，FMA は上肢の部位ごとの機能変化を捉える場合には効果的な評価である．

　以上の理由から，FMA は上肢の運動機能の変化を詳細に捉える際に適しており，ARAT は物品操作能力などの活動面での変化を詳細に捉える場合に適している．また，軽度の麻痺を有する患者に関しては ARAT を選択し，中等度から重度の麻痺を有する患者に関しては FMA を選択すると，詳細な上肢機能の変化を捉えやすい．臨床では，両者の評価を併せて実施することができれば，患者の上肢機能を包括的に評価することができる．

2 ARAT と STEF の関係性

　STEF は，物品操作課題を中心に構成され，動きの速さを時間計測し採点する．STEF は，ICF「活動」のセクションに対応する上肢機能評価である．STEF は世界では広く使用されておらず[2]，本邦を中心とした限られた地域でのみ使用されている．

　ARAT と STEF の関係性について，症例の臨床背景を**表4**，データ解析の結果を**表5**と**図2**に示す．

88002-129 **JCOPY**

表2　症例の臨床背景（n=2,566）

年齢	58.9±13.9 歳
性別	女性：866 名　男性：1,700 名
発症後期間（月）	64.7±89.4 ヵ月
脳卒中型	脳梗塞：1,239 名　脳出血：1,327 名

（平均値 ± 標準偏差）

表4　症例の臨床背景（n=575）

年齢	60.0±14.3 歳
性別	女性：198 名　男性：377 名
発症後期間（月）	55.4±70.7 ヵ月
脳卒中型	脳梗塞：313 名　脳出血：262 名

（平均値 ± 標準偏差）

表3　ARAT と FMA-UE の評価結果（n=2,566）

項目	ARAT	FMA-UE
平均値	24.50	44.69
標準偏差	17.83	13.51
最小値	0	0
最大値	57	66
中央値	21	44
四分位範囲 (25th, 75th percentile)	11,42	36,56

表5　ARAT と STEF の評価結果（n=575）

項目	ARAT	STEF
平均値	28.35	24.77
標準偏差	19.04	29.39
最小値	0	0
最大値	57	100
中央値	28	10
四分位範囲 (25th, 75th percentile)	10,46	0,46

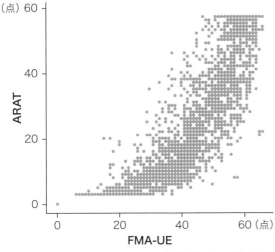

図1　ARAT と FMA-UE の合計得点の散布図（n=2,566）

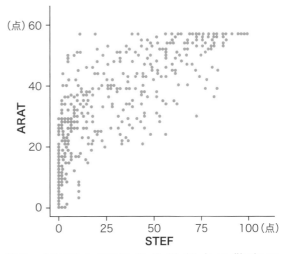

図2　ARAT と STEF の合計得点の散布図（n=575）

ARAT と STEF に関して，STEF は明らかな床効果を認める分布となった．このことから，ARAT は STEF と比較し，重度上肢麻痺の機能変化を捉えることが可能である．一方，ARAT が満点の患者では，STEF の得点分布が 10 ～ 100 点と幅広い結果となった．そのため，軽度上肢麻痺の患者では，STEF のほうがより微細な変化を捉えられると推察される．
　先行研究においても，ARAT と STEF は高い相関を認め[13]，得点分布から，ARTA はより重度な上肢麻痺の機能評価が可能だと報告されている．上

肢麻痺が軽度な患者においては，ARAT で変化を捉えることが困難な部分があるとされている．動作の質や代償動作の評価といった観点では，STEF は物品操作の速さを測定する上肢機能評価であるため，物品の把持方法について細かく指定はされていない．一方，ARAT は把持やつまみの方法が指定されている項目が多く，代償動作を伴う場合は減点の対象となる．そのため，把持能力を質的に評価する側面がある．動作の質や代償動作の変化を捉える視点で上肢機能評価を行う際は，ARAT が適して

いると考える.

3　ARAT と WMFT の関係性

　WMFT は ICF「活動」のセクションに対応する上肢機能評価である. STEF と同様にそれぞれの課題に要する時間を測定することで上肢運動, 物品操作における遂行時間と動作の質を客観的に測定できる.

　ARAT と WMFT に関しては, 明らかな床効果・天井効果は認めなかった. また, WMFT よりもARAT は, 重度上肢麻痺の変化を捉えることが可能であることがわかった. ARAT は全項目において, 課題の一部が遂行可能であれば1点が付与される. さらに, 制限時間が設けられていない. これらのことが, 重度上肢麻痺に対する適応範囲の広さにつながっていると考えられる.

4　ICF セクションと麻痺の重症度からみた上肢機能評価の関係性

　以上の各検査の特性を踏まえ, 上肢機能評価の適応範囲について ICF セクションと麻痺の重症度の視点から整理したものを**図4**に示す.

　ICF セクション「心身機能」に分類される評価には FMA がある. FMA は運動麻痺が重度から軽度の患者まで幅広く適応できる検査である. 国際的に見ても上肢機能評価として多くの研究で用いられている.

　ICF セクション「活動」において, 幅広い重症度の患者に適応できる検査としては ARAT が挙げられる. ARAT は前述したように, 上肢機能の変化を FMA と同等に捉えることが可能な検査である. 分析結果より, 重度麻痺に関しては FMA が, 軽度麻痺は ARAT のほうが, その適応範囲が広い. また, ICF セクション「活動」のその他の検査として WMFT, BBT や STEF が挙げられる. いずれの検査も課題の要素に遂行時間という動作速度の要素が含まれた検査である. これらの検査と比較すると ARAT は中等度から重度の上肢麻痺に対して

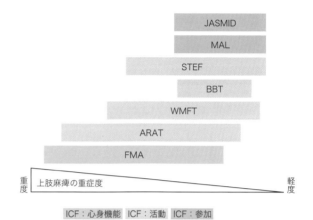

図4　**上肢機能評価の適応イメージ**

適応しやすい. 軽度麻痺の患者では ARAT よりもWMFT, BBT, STEF のほうがより状態の変化を捉えやすいといえる.

　また, WMFT は遂行時間の要素に加え, 動作の質を6段階で評価しており, BBT や STEF と比較すると重症例の変化を捉えやすく適応範囲が広いと考える. BBT は, 平面上での物品の運搬が多いSTEF とは異なり, 仕切りを越えるようにブロックを持ちあげるという上方へのリーチ能力が必要である. STEF は, ブロックをつかむという1種類の課題である BBT と比べて, 豊富な手指の巧緻動作課題が設定されている. そのため, STEF は BBT よりも患者の適応範囲が広いといえる.

　MAL と JASMID は, ICF セクション「参加」に対応する. いずれも患者立脚型評価で, 麻痺側上肢の使用頻度と動作の質を評価している. MAL は国際的に使用されており, JASMID は本邦の生活様式に沿った評価項目で構成されている. 重度麻痺の患者では得点の床効果が発生している[9] ことから, 重度麻痺への適応範囲は限定されるといえる.

　このように, 各上肢機能評価についての特徴を押さえるとともに, それぞれの検査の関係性を理解することは適切な評価選択の一助となる.

　第2章からは, 本書の主題である ARAT の詳しい評価方法と, 臨床での具体的な活用方法について解説する.

文　献

1) WHO: International Classification of Functioning, Disability and Health (ICF). In: WHO. https://www.who.int/classifications/international-classification-of-functioning-disability-and-health（参照日 2023.10.29）

2) Santisteban L, Térémetz M, Bleton JP, et al.: Upper Limb Outcome Measures Used in Stroke Rehabilitation Studies: A Systematic Literature Review. PLoS One, 11(5): e0154792, 2016

3) Fugl-Meyer AR, Jääskö L, Leyman I, et al.: The post-stroke hemiplegic patient. 1. a method for evaluation of physical performance. Scand J Rehabil Med, 7(1):13-31, 1975

4) Lyle RC: A performance test for assessment of upper limb function in physical rehabilitation treatment and research. Int J Rehabil Res, 4(4):483-492, 1981

5) Wolf SL, Catlin PA, Ellis M, et al.: Assessing Wolf motor function test as outcome measure for research in patients after stroke. Stroke, 32(7):1635-1639, 2001

6) Mathiowetz V, Volland G, Kashman N, et al.: Adult norms for the Box and Block Test of manual dexterity. Am J Occup Ther, 39(6):386-391, 1985

7) Kaneko T and Muraki T: Development and Standardization of the Hand Function Test. Bull Allied Med Sci, Kobe 6: 49-54, 1990

8) Taub E, Miller NE, Novack TA, et al.: Technique to improve chronic motor deficit after stroke. Arch Phys Med Rehabil, 74(4):347-354, 1993

9) 石川篤，角田亘，田口健介ほか: 本邦の生活に即した脳卒中後上肢麻痺に対する主観的評価スケール作成の試み ―日常生活における「両手動作」と「片手動作」に注目して―. 慈恵医大誌, 125(5): 159-167, 2010

10) 大場秀樹，原譲之，新藤恵一郎ほか: Action Research Arm Test（ARAT）の信頼性，妥当性，反応性の検討. 総合リハビリテーション, 39(3): 265-271, 2011

11) Rabadi MH and Rabadi FM: Comparison of the action research arm test and the Fugl-Meyer assessment as measures of upper-extremity motor weakness after stroke. Arch Phys Med Rehabil, 87(7): 962-966, 2006

12) Weerdt WJ and Harrison MA: Measuring recovery of arm-hand function in stroke patients: A comparison of the Brunnstrom-Fugl-Meyer test and the Action Research Arm test. Physiotherapy Canada, 37(2): 65-70,1985

13) 亀田有美，吉澤いづみ，佐瀬洋輔ほか: 慢性期脳卒中患者における Action Research Arm Test の臨床的有用性の検討. 作業療法, 33(4): 314-323, 2014

（田口 健介，大熊 諒，坂本 大悟）

何より大切な作業療法士の視点

　作業療法は，臨床現場で患者に提供する治療法である．目の前にいる患者に対してどのように治療を提供するか，何より十分な材料，情報を集めることが重要である．その材料や情報こそ，作業療法評価の核になる．

　昨今，様々な評価指標が紹介されているが，決まった流れで評価方法を選択すればいいのかといえば，それは "NO" である．重要なのは作業療法の概念をしっかり理解した作業療法士が，目の前にいる患者をしっかり観察し，その検査を選ぶ理由から考えることである．そのためには視診や触診，聴診が大切になる．医師が治療を組み立てるのと同じで，作業療法でもあらゆる情報をとるのは作業療法士に他ならない．

　ARAT を実施する前に，麻痺はどの程度か，生活のどの動作に支障が出ているかといった情報を頭に置いているだろうか．サブテストの動作1つ1つにはすべて意味がある．評価は単に数値化する，ということではない．現在臨床で使用されている作業療法評価には名義尺度や順序尺度のものが多いため，特にこの視点が重要となる．ARAT を選択した理由はなんだろう．1つ1つのグレードの重さ，1点の重さ，採点した理由をしっかり認識して ARAT を使用すべきである．実際に評価をするうえで，**図**に示すような作業療法士的視点を使って情報の取りこぼしを防ぐ必要がある．これはすべての研究の前段階であり，治療方法を組み立てるうえで重要な視点である．　　　　　　　　（中山　恭秀）

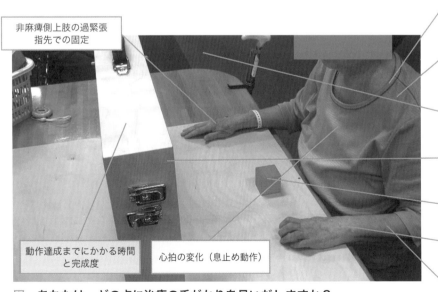

非麻痺側上肢の過緊張
指先での固定

体幹の代償（開始時の後屈、
リーチ時前屈）

肩甲帯の代償（三角筋不全麻
痺に対する僧帽筋のトレード
オフ、上からつかみに行く）

測定環境の是非（過緊張誘発）

スケールの補正
（患者のサイズと高さがあって
いるか？）

ARAT の配点

分離能力

把持後、肩屈曲動作に伴う
前腕回内

動作達成までにかかる時間
と完成度

心拍の変化（息止め動作）

図　あなたは、どの点に治療の手がかりを見いだしますか？

88002-129 JCOPY

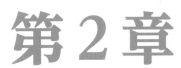

第2章

ARATによる上肢機能評価の実際

ARAT とは

\ POINT \

- ARAT は，Lyle により 1981 年に開発された脳卒中後片麻痺患者に対する上肢機能評価法である．
- ARAT は，Grasp 6項目，Grip 4項目，Pinch 6項目，そして Gross movement 3項目の計 19 項目で構成されており，各項目は4段階（0～3点）で評価され，57 点満点である．各サブテストにおける難易度は，階層的構造となっており，短時間で評価を行うことができる．
- 他の上肢機能評価と比較して高い検者間信頼性および妥当性が認められている．
- ARAT の評価機器は，プラットフォーム，木製ブロック，クリケットボール，砥石，グラス，円筒，ワッシャー，ペグおよびペグ立て，金属球，ビー玉，金属製の容器と蓋で構成されている．

ARAT の開発背景・特徴

Action Research Arm Test（ARAT）は，脳卒中片麻痺患者に対する上肢機能評価の世界基準として Fugl-Meyer Assessment（FMA）と双璧をなしている[1]．1981 年，Lyle によって開発され，その大きな特徴は，上肢機能を短時間で評価できるように Upper Extremity Function Test（UEFT）を簡略化し，構成されている点にある[2, 3]．

ARAT は UEFT に基づき，検査項目数を大幅に簡略化している[4]．UEFT が 33 項目をそれぞれ 4 段階で評価（132 点満点）する検査であるのに対して，ARAT は 19 項目をそれぞれ 4 段階で評価（57点満点）する検査である（**表1，2**）．

Lyle による簡略化の経緯においては 2 つの工夫がなされている．第一に国際生活機能分類（International Classification of Functioning, Disability and Health：ICF）の「活動」のセクションに着目し，上肢の複雑な運動を Grasp（つかみ），Grip（握り），Pinch（つまみ），そして Gross movement（粗大運動）の 4 つに整理したことである．第二に，ガットマン尺度に基づき各サブテスト内の課題を階層的に構成したことである．具体的には，課題の対

表1 UEFT の検査項目

サブテスト	評価内容・項目数	点数
Grasp（つかみ）	ブロック 4 種類：各 1 項目	1～4
Grip（握り）	パイプ 2 種類：各 1 項目	1～4
Lateral Prehension（側腹つまみ）	石板 1 種類：1 項目	1～4
Pinch（つまみ）	ボール 1 種類：1 項目 ビー玉 1 種類：4 項目 金属球 3 種類：各 4 項目	1～4
Place（置く）	ワッシャー：1 項目 アイロン：1 項目	1～4
Supination and Pronation（回内と回外）	グラスに水を注ぐ：3 項目 粗大運動：3 項目	1～4
Write Name（名前を書く）	1 項目*	1～4
* UEFT の最終項目：「名前を書く」は利き手のみの評価		合計　/132 点

（中野枝里子：脳卒中上肢機能評価 ARAT パーフェクトマニュアル．金原出版，東京，p42-44, 2015[3] より転載）

象を大きい物から小さい物に設定し，つまみや握りの難易度が高い物品から低い物品にしたことである．

「活動」のセクションについて，Lyle は UEFT の項目に重複があったことに着目し，上肢の活動制限を評価するための 4 つの機能に整理した．特に Grasp，Grip，Pinch の 3 つのサブテストは，規定された大小の物品を取り扱う．これは，WHO

88002-129 JCOPY

表2　ARAT の検査項目

サブテスト	評価内容・項目数	点数
Grasp （つかみ）	木製ブロック 4 種類：各 1 項目 クリケットボール：1 項目 砥石：1 項目	0～3
Grip （握り）	グラスに水を注ぐ：1 項目 円筒 2 種類：各 1 項目 ワッシャー：1 項目	0～3
Pinch （つまみ）	金属球 1 種類：3 項目 ビー玉 1 種類：3 項目	0～3
Gross movement （粗大運動）	3 項目	0～3
		合計　/57 点

（中野枝里子：脳卒中上肢機能評価 ARAT パーフェクトマニュアル．金原出版，東京，p42-44, 2015[3] より転載）

の ICF に置き換えると，carrying, moving and handling object（物品を運ぶ，動かす，扱う）にあたる複雑で多様な動きである．このように ICF の「活動」のセクションに着目しているため，13 歳以上の脳卒中や脳損傷患者だけでなく，多発性硬化症やパーキンソン病患者に適応した報告もある．

　ARAT はガットマン尺度に基づく階層的構成となっており，課題の難易度に応じて重みづけされている．まず，各サブテストにおいて第 1 項目が最も難易度の高い課題となっており，この第 1 項目が可能であれば以降の項目も可能とみなして省略してよいと規定されている．省略できる場合は，すべての項目が満点となる．次に，第 2 項目が最も難易度の低い課題であり，これができないならば，以降の項目もできないとみなして省略してよい．この場合，すべての項目が 0 点になる．

　以上のように ARAT は，課題実施の順序が難易度に応じて重みづけを行った構成となっている．この階層的構成によって，UEFT で 1 時間とされていた検査時間は大幅に短縮され，おおよそ 10～15 分となっている．

信頼性・妥当性

　ARAT の信頼性と妥当性については，複数の研究において検証されている[5]．ARAT はエビデンスのある検査の 1 つとして位置づけられており，高い検者間信頼性 / 検査間信頼性および併存的妥当性 / 収束的妥当性を認めている[6~8]．これらの知見を踏まえ，近年では，既存の評価〔Simple Test for Evaluating Hand Function（STEF），FMA，Wolf Motor Function Test（WMFT）〕との相関および併存的妥当性が検証されている[9]．また，ARAT の尺度特性における研究では，項目の省略の有無による評価者間信頼性および平行測定法による信頼性が示されている[9]．このような高い信頼性や妥当性の結果から，ARAT は脳卒中後重度片麻痺患者の上肢機能の変化についても鋭敏に捉えることが可能とされている．STEF が実施できない脳卒中後重度麻痺の患者であっても，ARAT では 0～18 点の分布を示している[10]．以上の知見からも，ARAT は，脳卒中後重度片麻痺患者の上肢機能評価として有用である．

役立つアドバイス

　ARAT は 4 段階で採点されるため，「部分的に」でもできれば加点される．そのため，STEF のような課題達成までの運動時間を基準とした評価よりも，重度の運動麻痺を呈する患者の変化を捉えやすい．各上肢機能評価の特徴を理解し，麻痺の重症度に合わせて適切な上肢機能評価を選択することが重要である．

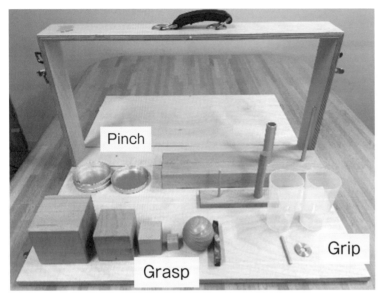

図１　ARAT の評価器具

現在，本邦で入手可能な ARAT の評価機具としてはドイツの Reha-Stim 社製のキットがあり，インターリハ株式会社より販売されている．
- Grasp：木製ブロック（10cm，7.5cm，５cm，2.5cm），クリケットボール（直径 7.5cm），砥石
- Grip：グラス（２個），円筒（直径 2.25cm，１cm），ワッシャー，ペグおよびペグ立て（大・小）
- Pinch：金属球，ビー玉，金属製の容器と蓋

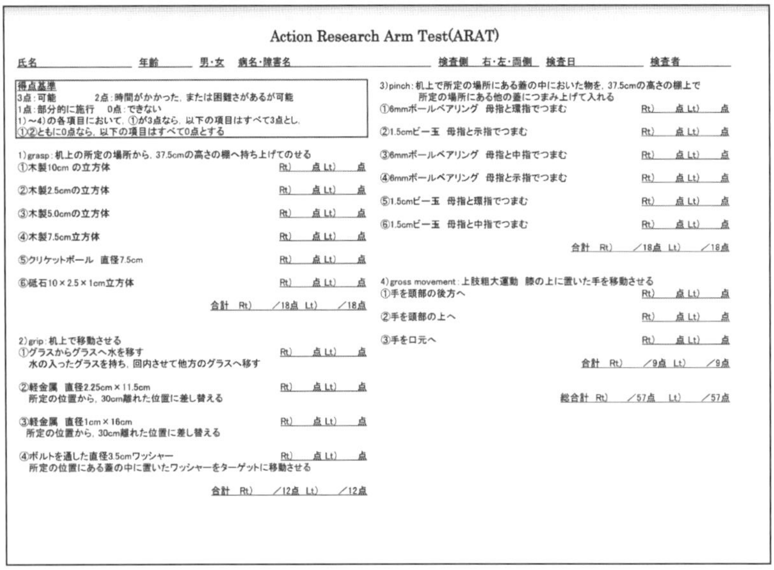

Action Research Arm Test(ARAT)

氏名＿＿＿＿　年齢＿＿　男・女　病名・障害名＿＿＿＿　検査側　右・左・両側　検査日＿＿＿＿　検査者＿＿＿＿

得点基準
3点：可能　　2点：時間がかかった，または困難さがあるが可能
1点：部分的に施行　　0点：できない
1)～4)の各項目において，①が3点なら，以下の項目はすべて3点とし，
①②ともに0点なら，以下の項目はすべて0点とする

1)grasp：机上の所定の場所から，37.5cmの高さの棚へ持ち上げてのせる
①木製10cm の立方体　Rt)　点 Lt)　点
②木製2.5cmの立方体　Rt)　点 Lt)　点
③木製5.0cmの立方体　Rt)　点 Lt)　点
④木製7.5cm立方体　Rt)　点 Lt)　点
⑤クリケットボール　直径7.5cm　Rt)　点 Lt)　点
⑥砥石10×2.5×1cm立方体　Rt)　点 Lt)　点
合計　Rt)　／18点　Lt)　／18点

2)grip：机上で移動させる
①グラスからグラスへ水を移す　Rt)　点 Lt)　点
　水の入ったグラスを持ち，回内させて他方のグラスへ移す
②軽金属　直径2.25cm×11.5cm　Rt)　点 Lt)　点
　所定の位置から，30cm離れた位置に差し替える
③軽金属　直径1cm×16cm　Rt)　点 Lt)　点
　所定の位置から，30cm離れた位置に差し替える
④ボルトを通した直径3.5cmワッシャー　Rt)　点 Lt)　点
　所定の位置にある蓋の中に置いたワッシャーをターゲットに移動させる
合計　Rt)　／12点　Lt)　／12点

3)pinch：机上で所定の場所にある蓋の中においた物を，37.5cmの高さの棚上で所定の場所にある他の蓋につまみ上げて入れる
①6mmボールベアリング　母指と環指でつまむ　Rt)　点 Lt)　点
②1.5cmビー玉　母指と示指でつまむ　Rt)　点 Lt)　点
③6mmボールベアリング　母指と中指でつまむ　Rt)　点 Lt)　点
④6mmボールベアリング　母指と示指でつまむ　Rt)　点 Lt)　点
⑤1.5cmビー玉　母指と環指でつまむ　Rt)　点 Lt)　点
⑥1.5cmビー玉　母指と中指でつまむ　Rt)　点 Lt)　点
合計　Rt)　／18点　Lt)　／18点

4)gross movement：上肢粗大運動　膝の上に置いた手を移動させる
①手を頭部の後方へ　Rt)　点 Lt)　点
②手を頭部の上へ　Rt)　点 Lt)　点
③手を口元へ　Rt)　点 Lt)　点
合計　Rt)　／9点　Lt)　／9点

総合計　Rt)　／57点　Lt)　／57点

図２　ARAT の評価用紙

（東京慈恵会医科大学附属病院で使用しているもの）

ARAT の評価器具の構成

ARAT の評価器具は，プラットフォームおよび棚，サブテストの Grasp で用いる木製ブロック・クリケットボール・砥石，サブテストの Grip で用いるグラス・円筒・ワッシャー・ペグおよびペグ立て，サブテストの Pinch で用いる金属球・ビー玉・金属製の容器と蓋で構成されている（**図１**）．

ARAT の検査方法

1　準備するもの

ARAT の実施にあたって準備するものは，①評価器具，②評価用紙（**図２**），③筆記用具である．

88002-129 JCOPY

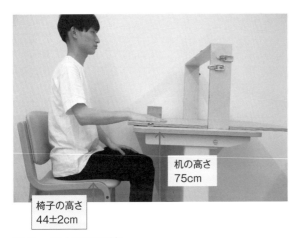

図3　採点時の環境

机の高さ
75cm

椅子の高さ
44±2cm

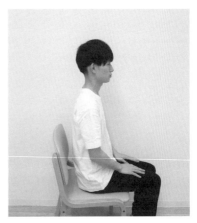

図5　Gross movement の開始肢位

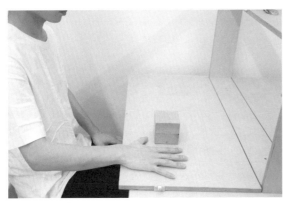

図4　Grasp，Grip，Pinch の開始肢位

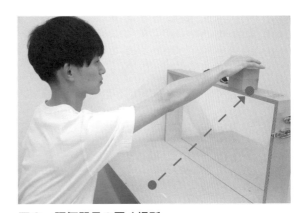

図6　評価器具の置く場所
物品を置く位置は肩峰の矢状面上，●印は開始場所と物品を置く場所を示す.

2　採点時の環境設定

　患者は机に向かって，椅子に座る．机の高さは約75cm，椅子の高さは 44 ± 2 cmで肘掛けのないものを用いる[11]．体格に適さない場合は，机の高さは机に手を置いたときに肘が 90°となる高さ，あるいは棚の高さまで手が届く高さとし，一患者同一環境での評価を基本としている（**図3**）．

3　開始肢位

・左右ともに検査を行う.
・麻痺のない，あるいは軽い側から評価を開始する.
・サブテストの Grasp，Grip，Pinch の各課題は，

評価する側の上肢をプラットフォーム（開いた状態のケース）に置いた位置から開始する（**図4**）.
・サブテストの Gross movement の課題は，評価する上肢を膝の上に置くか，体の側面に沿わせた位置から開始する（**図5**）.

4　課題の提示方法

・評価者は課題の評価器具を順番に１つずつ提示し，手順を説明する.
・各評価器具は，評価する側の肩峰の矢状面上に置く（**図6**）.
・評価者は，患者が課題を終えたら評価器具を取り除き，次の評価器具を置く.

5　検査上の注意

- 患者は検査中においては体を机に近づけてもよいが，椅子から立ち上がってはいけない．
- 滑り止めの使用などは認められていない．
- 金属製の蓋やペグ立てを反対側の上肢で押さえてはならない．
- 患者は課題の間で休憩をしてもよいが，その間に，例えば筋緊張を緩和させるような評価者による治療的介入を受けることはできない．ただし，ストレッチなどを患者自身が実施することは可能である．
- テスト前に行う練習は1回までとし，続けて実行した評価を結果と比較して，よい結果を採用する．2回以上の計測は認められない．

Q　検査を行う際，反対側の上肢を使用してもよいですか？

　検査上の注意として，金属製の蓋やペグ立てを反対側の上肢で押さえてはならない．この場合は，検査を行う上肢のみで動作を行うように指示する．物品を押さえなければ動作が行えない場合は，採点基準による「3点:動作を遂行し完了できる」には該当しない．

表3　各サブテストの構成

評価内容	項目数	点数
サブテストA：Grasp（つかみ）	6	18
サブテストB：Grip（握り）	4	12
サブテストC：Pinch（つまみ）	6	18
サブテストD：Gross movement（粗大動作）	3	9
	計19項目	計57点

表4　ARATの採点基準

3点	動作を遂行し完了できる
2点	課題の完遂に困難さを伴う，異常に時間を要す
1点	課題の一部を完了させる
0点	どの課題も実行不可

採点基準・方法

　ARATは，4つのサブテストで構成されている（**表3**）．Graspは6種類6項目，Gripは4種類4項目，Pinchは2種類6項目，そしてGross movementは3種類3項目であり，各サブテスト内の階層的構成はARATの大きな特徴である．すなわち，第1項目が最も難易度の高い課題であり，第2項目が最も難易度の低い課題で構成されている（**図7**）．各項目は4段階（0～3点）で評価され，合計19項目で，57点満点となる．

1　採点基準

- 各項目は4段階で評価される（**表4**）．
- 動作を遂行し完了できる（3点）から1点減点とみなすには，その動作が患者にとって大きな困難を伴い，非麻痺側上肢あるいは健常者と比較した場合の所要時間が明らかに延長している必要がある．

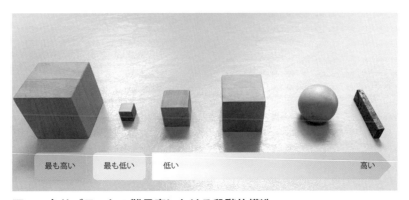

図7　各サブテストの難易度における段階的構造

サブテストA：Grasp（つかみ）の難易度. 左から順に評価を実施する.

2　採点の流れ

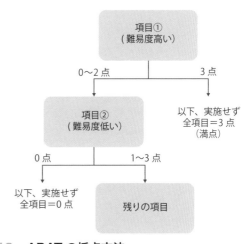

図8　ARAT の採点方法

（中野枝里子・田中智子：脳卒中上肢機能評価 ARAT パーフェクトマニュアル . 金原出版 , 東京 , p45-49, 2015[12] より転載）

- ARAT の採点方法を**図8**に示す. 最も難易度の高い第1項目が正常に遂行できれば（3点）, 残りの項目を実施することなく, そのサブテストの全項目をそれぞれ3点と採点する.
- 第1項目が3点未満だった場合には, 第2項目を実施する. 最も難易度の低い第2項目がまったく実行できない（0点）ならば, 他のどの項目でも得点することは難しく, 残りの項目は実施せずにすべて0点と採点する.
- もしも第1項目が3点未満, 第2項目が1点以上であれば, そのサブテスト内のすべての項目を実施する必要がある.

Q　「1点」と採点されるのはどのような時ですか？

　採点基準の1点は, 「課題の一部を完了させる」である. 例えば, Grasp の動作は「拾う→ 移動 → 置く→ 離す」で構成されており, どこか一部が完了すれば1点となる. つまりブロックを「拾う」ことができれば1点が加点される.

役立つアドバイス

- 課題は, 正確な動きを伝えるために, 評価者が実際の動作を行いながら提示するとよい. 例えば「Grasp」の砥石のつかみ方や置き方は評価者が手本を見せると伝わりやすい（詳細はサブテストの項目にて記載）.
- 代償動作の有無は, 採点の重要なポイントとなる. 評価の録画映像は, 判定に難渋する場合の再確認や前後比較に役立つ. また, 患者へのフィードバックにも使えるため有益である.
- 採点は必ずしも左右の比較に基づくものではないが, 非麻痺側上肢の観察は時に有益である.

文　献

1) Lang CE, Bland MD, Bailey RR, et al.: Assessment of upper extremity impairment, function, and activity after stroke: foundations for clinical decision making. J Hand Ther, 26(2): 104-115, 2013

2) Lyle RC: A performance test for assessment of upper limb function in physical rehabilitation treatment and research. Int J Rehabil Res, 4(4): 483-492, 1981

3) 中野枝里子：ARAT の特徴. 安保雅博, 中野枝里子, 田中智子・編：脳卒中上肢機能評価 ARAT パーフェクトマニュアル. 金原出版, 東京, p42-44, 2015

4) CARROLL D: A QUANTITATIVE TEST OF UPPER EXTREMITY FUNCTION. J Chronic Dis, 18(5): 479-491, 1965

5) van der Lee JH, De Groot V, Beckerman H, et al.: The intra- and interrater reliability of the action research arm test: a practical test of upper extremity function in patients with stroke. Arch Phys Med Rehabil, 82(1): 14-19, 2001

6) Croarkin E, Danoff J, Barnes C: Evidence-based rating of upper-extremity motor function tests used for people following a stroke. Phys Ther, 84(1): 62-74, 2004

7) Platz T, Pinkowski C, van Wijck F, et al.: Reliability and validity of arm function assessment with standardized guidelines for the FugI-Meyer Test, Action Research Arm Test and Box and Block Test: a multicentre study. Clin Rehabil, 19(4): 404-411, 2005

8) Yozbatiran N, Der-Yeghiaian L, Cramer SC: A standardized approach to performing the action research arm test. Neurorehabil Neural Repair, 22(1): 78-90, 2008

9) Amano S, Umeji A, Takahashi K, et al.: Psychometric properties of the Action Research Arm Test using decision rules for skipping items in hemiparetic patients after stroke: a retrospective study. Disabil Rehabil, 45(26): 4471-4477, 2023

10) 亀田有美, 吉澤いづみ, 佐瀬洋輔ほか：慢性期脳卒中患者における Action Research Arm Test の臨床的有用性の検討. 作業療法, 33(4): 314-323, 2014

11) Platz T, Pinkowski C, van Wijck F, et al.: Reliability and validity of arm function assessment with standardized guidelines for the Fugl-Meyer Test, Action Research Arm Test and Box and Block Test: a multicentre study. Clin Rehabil, 19(4): 404-411, 2005

12) 中野枝里子・田中智子：ARAT の採点方法. 安保雅博, 中野枝里子, 田中智子・編：脳卒中上肢機能評価 ARAT パーフェクトマニュアル. 金原出版, 東京, p45-49, 2015

（梅森 拓磨, 石川 篤）

第3章

テストの実施方法

サブテスト A：Grasp（つかみ）

実施方法

　サブテスト Grasp は 6 つの課題で構成されている．プラットフォーム上から手のひらを開いて物品をつかみ，棚の上（高さ 37 cm）に持ち上げる課題である（**図 1**）．

・課題における物品の提示は①木製ブロック 10 cm → 2.5 cm → 5 cm → 7.5 cm，②クリケットボール，③砥石の順で行う（P.23 図 7 参照）．

・砥石は幅が狭く長い面を下に置き，側腹つまみ（lateral pinch）にて課題を行う（**図 2**）．

・物品の設置位置（開始位置）と目標位置は測定側の肩峰の延長線上とする（**図 3**）．

・患者には検査前に開始位置と目標位置について説明をしておく．物品を扱うサブテスト Grasp，Grip，Pinch において共通の注意点である．

採点方法

・全項目において「つかむ→移動→置く→離す」の 4 動作を採点する．

・第 1 項目の木製ブロック 10 cm で 3 点であった場合は 2.5 cm 以降の課題を実施せず，すべてに 3 点をつける．

・また，第 2 項目の木製ブロック 2.5 cm で 0 点であった場合は，この時点で打ち切り，すべて 0 点とする．

・砥石は母指・示指の側腹つまみで持ち上げる必要がある．側腹でつまみ，そのままの肢位で棚の上に砥石を立てて置くことができるかを評価する．

・クリケットボールは金属製の容器と蓋を用いて，転がらないよう配慮する．

採点のポイント

3 点：手を開いて物品をつかみ，目標位置に置くことができた．「つかむ→移動→置く→離す」の 4 動作において，代償動作を伴わずに動作を遂行し完了できた．

2 点：物品をつかみ，棚の上に移動させて離すことはできたが，目標位置で離すことができなかった．課題は完了できたが，非麻痺側上肢と比べて時間がかかった．あるいは，代償動作が目立ち，動作の遂行に困難さがあった．

1 点：課題の一部を完了させる．物品をつかみ，持ち上げることはできたが，目標位置まで移動させることができなかった．移動させた物品を離すことができなかった．

0 点：物品をつかむことができなかった．

木製 10cm
ブロック
（開始）

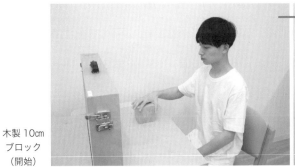

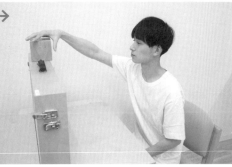

木製 10cm
ブロック
（終了）

クリケット
ボール
（開始）

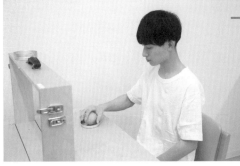

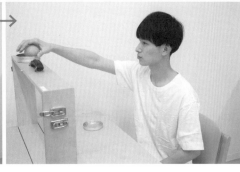

クリケット
ボール
（終了）

砥石
（開始）

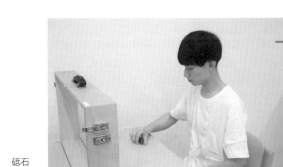

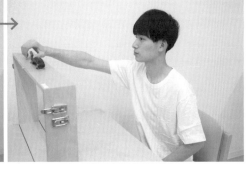

砥石
（終了）

図1　サブテスト A の実施方法

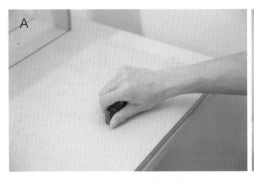

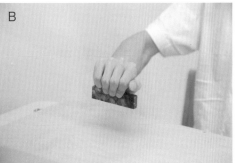

図2　砥石の課題における注意点

A：側腹つまみ，B：誤ったつまみ方（incorrect performance pinch）
①側腹つまみで行う，②砥石は立てた状態で置く，の2点に注意する．

■ 開始位置

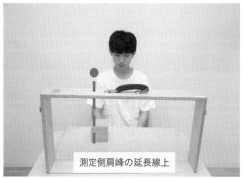

測定側肩峰の延長線上

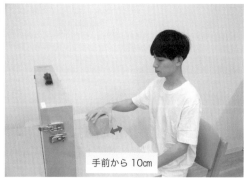

手前から10cm

■ 目標位置

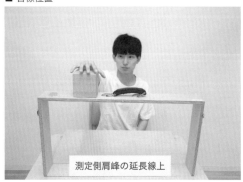

測定側肩峰の延長線上

図3　開始位置・目標位置

Q 砥石の課題の採点方法について，棚の上では砥石は立てた状態で置くのか？

3点と判断するためには非麻痺側上肢と比較する必要がある．非麻痺側上肢では側腹つまみを保持した状態で棚の上に砥石を立てた状態で置くことができるのにも関わらず，測定肢が側腹つまみを保持できない場合や砥石を立てて置くことができなければ，減点対象とみなすことができる．

＜採点例＞
・側腹つまみ以外のつかみかたで持ち上げた場合：0点
・側腹つまみで持ち上げて棚の上に立てて置くことができたが，途中で砥石を持つ手の肢位が変わってしまう場合：1点
・側腹つまみで持ち，棚の上に移動もできるが砥石を立てて置くことができない場合：1点

☞ 役立つアドバイス

「つかむ→移動→置く→離す」の4動作を採点するものであり，4動作が遂行できれば2点以上と判断し，課題遂行時間の遅延または代償動作の有無により2点と3点を区別する．4動作のうちすべての動作ができなければ0点，部分的に遂行が可能な場合（例：つかむことは可能だがその後の動作工程において完遂できない場合など）は，部分的遂行となり1点と判断する．課題遂行にかかった時間や代償動作の具体的内容，また4動作のどの工程で実施が困難であったか評価表に記録しておくとよい（再評価時に点数が同様の場合，動作の質の変化について患者にフィードバックを行う際に有効である．また，課題を選定して録画映像に記録を残しておくことを推奨する）．

（伊東　寛史）

ARATの得点とともに患者の手指運動を記述して練習計画に用いよう

　ARATは上肢機能の評価法として優れた測定性能を備えているが，外傷性脳損傷者を対象としたレビューでは，被験者の15%以上は最高値と最小値をとり，天井効果と床効果のあることが知られている[1]．天井効果は多くの被験者が最大値となる場合，床効果は最小値をとる場合であり，これらの割合が高いとスケールの適用範囲が限定される[2]．

　ARATに限らず，Fugl-Meyer Assessment（FMA）やBox and Block Testなどの上肢機能評価では，麻痺のごく軽い場合の素早さ・正確さや，重症患者のわずかな機能を検出できず，信頼性と応答性には有効な範囲があることが知られている．ARATを用いて上肢機能評価を集団で判定するときは重症度別にみるか[3]，個別の患者において治療前の得点が最大値と最小値に近い値のときは得点の変化量よりも動作を記述的に示すなど，有効範囲を意識して用いたほうがよい．

　ARATの得点に加えて，患者の手の動きを捉えた動画を記録しておくと，動画解析アプリで手指の運動機能を有効に判定できるだろう[4]．今や手指の動画解析からBrunnstrom Recovery Stageを判定し[5]，ADLでの手指使用比率を推定できるようになってきた．しかし，ARATとADLでの手指の使用比率の相関（r = .44）はMotor Activity Log（r = .79 ～ .80）よりも低い[4]．これは患者の手指の機能とADLに関わる動作にはギャップがあることを示唆している．ADLでの手指の使用比率には，麻痺側上肢が利き手の場合や用具などの要因がある．ARATで得点の高い患者においてADLでの手指の使用比率があまり高くない場合，機能訓練とADL練習のバランスについて，評価者はよく考慮すべきだろう（**図**）． 　　　　　　　　　　　（濱口 豊太）

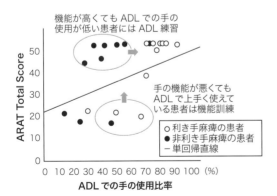

図　手指の機能とADLでの手の使用比率からみた練習計画へのヒント

文　献

1) Pike S, Lannin NA, Wales K, et al.: A systematic review of the psychometric properties of the Action Research Arm Test in neurorehabilitation. Aust Occup Ther J, 65(5):449-471, 2018

2) Terwee CB, Bot SD, de Boer MR, et al.: Quality criteria were proposed for measurement properties of health status questionnaires. J Clin Epidemiol, 60(1):34-42, 2007

3) Sakamoto D, Hamaguchi T, Murata K, et al.: Upper Limb Function Recovery by Combined Repetitive Transcranial Magnetic Stimulation and Occupational Therapy in Patients with Chronic Stroke According to Paralysis Severity. Brain Sci, 13(2):284, 2023

4) Tsai MF, Wang RH, Zariffa J, et al.: Validity of Novel Outcome Measures for Hand Function Performance After Stroke Using Egocentric Video. Neurorehabil Neural Repair, 37(2-3):142-150, 2023

5) Hamaguchi T, Saito T, Suzuki M, et al.: Support Vector Machine-Based Classifier for the Assessment of Finger Movement of Stroke Patients Undergoing Rehabilitation. J Med Biol Eng, 40:91-100, 2020

サブテストB：Grip（握り）

実施方法

　サブテスト Grip は4つの課題から構成されている．グラスからグラスへ水を注ぐ，2種の円筒をペグへ移動させる，ワッシャーをペグへ移動させる課題である．物品の提示は①グラス，②円筒 2.25㎝ → 1㎝，③ワッシャーの順で行う（**図4～6**）．

1　グラスからグラスへ水を注ぐ

・水の入ったグラスを前腕中間位で握り，回内して，もう片方のグラスの縁につけずに注げるかを見ている（**図4**）．
・グラスは患者の中心線の両側に，2つのグラスが接触しない距離で置く．
・水が注がれるほうのグラスを反対側の手で垂直を保つようにして持ってもよい．あるいは評価者が患者の代わりにグラスを持って安定させてもよい．
・水の量は 110mL

2　円筒（2.25㎝，1㎝）

・実施前の準備として，ペグ立て（小）をプラットフォーム上の患者近くへ置き，ペグ立て（小）から 30cm 離れた位置にペグ立て（大）を置く．
・患者近くの垂直ペグに置かれた2種類の円筒を前腕中間位で握り，30㎝前方の厚板の垂直ペグに移動して置くことができるかを見ている（**図5**）．
・円筒を握る際は，前腕中間位で把持するよう指示をする．上方から把持する，または上から押し込むようにして把持させてはいけない〔**図5誤った動作方法（incorrect performance）**参照〕．

3　ワッシャー

・プラットフォームの患者近くに金属製の蓋を置き，その中にワッシャーを入れる．
・金属製の蓋の中に置かれたワッシャーを前腕回内位で拾い上げ，回外位にした状態で 30㎝離れた前方の垂直ペグに通せるかを見ている（※ペグに通す際は，上から落とさずにペグの下方までゆっくり置くようにして通す）（**図6**）．

採点方法

・第1項目のグラスに水を注ぐ課題が3点であった場合には，それ以降の課題は行わず，すべて3点とする．
・上記の課題が3点未満で第2項目の円筒 2.25㎝に進んだ場合，円筒 2.25㎝は最も難易度の低い課題のため，ここで0点であった場合は以降の課題は実施せずにすべて0点とする．
・第2項目の円筒 2.25cm で1点以上であった場合は次の課題に進み，Grip 内のすべての課題を実施する．

採点のポイント

3点：動作を遂行し完了できた．
2点：課題は完了できたが，時間がかかった．あるいは課題は完了できたが，動作の遂行に困難さがあった．
1点：課題の一部を完了させる．
　・グラスに水を注ぐ課題では，前腕を回内せずに体幹の側屈などの代償で実施した，など．この

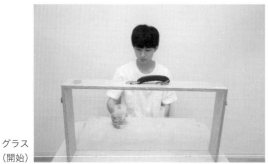
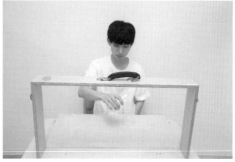

グラス（開始）

グラス（終了）

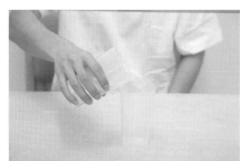

－ポイント－
・前腕回内を伴うように注ぐ
・コップの縁はつけないように注ぐ

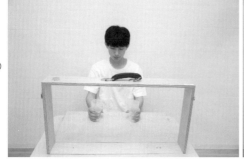
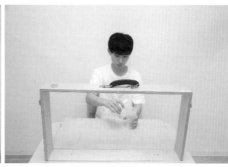

グラス
補助手あり
（開始）

グラス
補助手あり
（終了）

グラスを傾け
なければ対側
手で押さえて
もよい

図4 グラスに水を注ぐ課題の実施方法

場合，たとえ水が注げても課題を完遂したとは
いえず，1点とする．

・円筒，ワッシャーでは物品を握ったが，目標位
置（30cm前方の垂直ペグ）まで届かなかった，
など．

0点：物品を握ることができなかった．

☞ **役立つアドバイス**

円筒課題，ワッシャー課題の物品の設置位置（開
始位置）は，測定側の肩峰の延長線上でプラット
フォームの端から10cm奥に配置する．

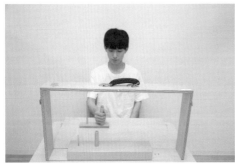
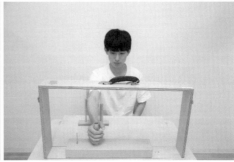

円筒
2.25㎝
（開始）

円筒
2.25㎝
（終了）

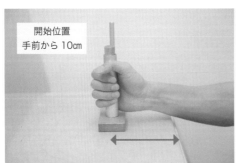

開始位置
手前から 10㎝

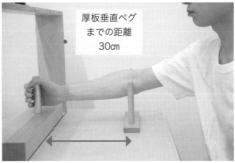

厚板垂直ペグ
までの距離
30㎝

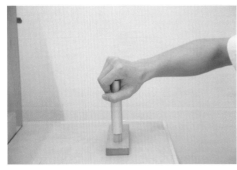

誤った動作方法
(incorrect performance)

上方から持ったり，上から押し
込むようにして把持させてはい
けない

図5　**円筒課題の実施方法**

Q 　円筒課題において，円筒を上から握る動作
は許可されるのか？

────────

　前腕中間位で円筒を握り，移動できるかを見て
いる．上からつまむように持ち上げて移動させた
場合や，手指の伸展を伴わずに上から押し込むよ
うに握った場合は0点となる．

Q 　円筒課題において，前方にリーチをする際
に患者近くに設置した垂直ペグが課題遂行の邪魔
になる場合は設定位置をずらしてよいのか？

────────

　非麻痺側上肢で行う場合は，患者近くに設置し
たペグ立ての2本の垂直ペグに触れることなく
リーチすることが可能であるため，基本的には設
置位置は変えずに行う．垂直ペグに触れてしまう，
または払いのけるように実施する際は，動作の拙
劣（困難を伴う）と判断し，減点の対象とする．

88002-129 JCOPY

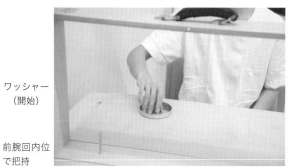
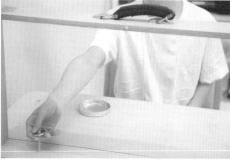

ワッシャー
（開始）

前腕回内位
で把持

ワッシャー
（終了）

前腕回外位
にしてペグ
に通す

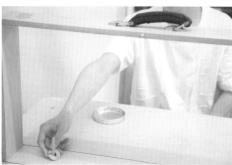

－ポイント－
ワッシャーを把持したまま
下まで通す（落とさない）

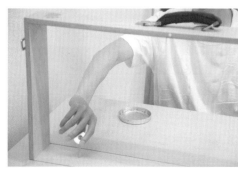

誤った動作方法
(incorrect performance)

ワッシャーをペグに通す際に前腕回外を伴って
いなければ減点となる

図6　ワッシャー課題の実施方法

> **Q** ワッシャー課題において，垂直ペグに通し
> たワッシャーを置く際は，落としてもよいのか？
>
> ---
>
> 　Grip サブテストでは，器具を置いて離した時
> 点で完了となる（拾う→移動→置く→離す，の4
> 動作を評価する）．したがって，最後までゆっく
> り置くことができなければ，課題をすべて完了で
> きていないので，1点（課題は部分的に施行可能）
> と判断できる．

（伊東 寛史）

サブテスト C：Pinch（つまみ）

実施方法

　サブテスト Pinch は6つの課題で構成されている．上肢のリーチ動作を含んだ，母指と示指・中指・環指の対立課題である（**図7**）．

- 金属球とビー玉のそれぞれを指定された指を用いてつまみ，目標位置まで移動できるかを見ている．
- 金属製の蓋の中に物品を置き，棚の上（高さ 37 cm）の金属製の容器の中へ移動させる．
- 物品の提示は，①金属球（環指），②ビー玉（示指），③金属球（中指），④金属球（示指），⑤ビー玉（環指），⑥ビー玉（中指）の順で提示する．
- 検査時に評価者は患者に開始位置で物品を把持するよう説明をする必要がある．

採点方法

- 第1項目の金属球を母指と環指でつまんで棚の上の金属製の容器へ移動させる課題が3点であった場合は，次項目以降は行わず，すべて3点となる．
- 上記が3点未満で，第2項目の母指と示指でビー玉をつまむ課題が0点（物品をつまむことができない）の場合は，以降の課題でも得点をすることは難しく，残りの項目は実施せずにすべて0点とし次のサブテストに移る．
- 第2項目が1点以上であった場合は，Pinch 内のすべての項目を実施する．

採点のポイント

3点：動作を遂行し完了できた．

2点：課題は完了できたが，時間がかかった．あるいは，課題は完了できたが，動作の遂行に困難さがあった．

1点：課題の一部を完了させる．物品をつまむことはできたが，棚の上の目標位置まで持ち上げることができなかった．

0点：物品をつまむことができなかった．

☞ 役立つアドバイス

　「つまむ→移動→置く→離す」の動作を採点するものであり，一連の動作が完了できれば2点以上と判断し，課題遂行時間の遅延または代償動作の有無により2点と3点を区別する．金属球またはビー玉をつまむことができなければ0点，つまむことは可能だがその後の動作工程において完遂できなければ，部分的遂行となり1点と判断する．

Q　Pinch の課題中に前腕や手関節部，手掌面を棚の上部に支持させながら物品を離した場合の採点は？

　空間で物品を離すことが不可という点で，採点基準となる動作の一部が遂行できていないと判断し1点となる．時間がかかっても空間で物品を離すことが可能であれば2点となる（**図8**）．

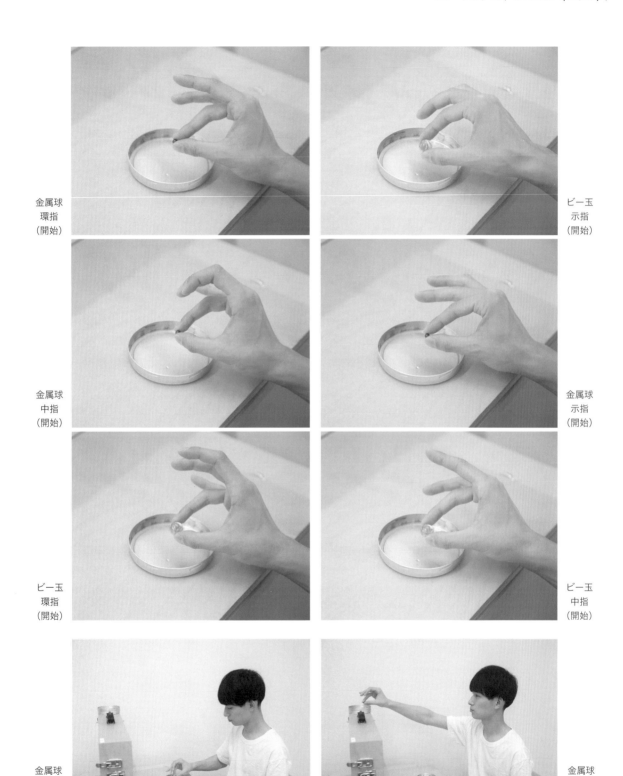

金属球
環指
（開始）

ビー玉
示指
（開始）

金属球
中指
（開始）

金属球
示指
（開始）

ビー玉
環指
（開始）

ビー玉
中指
（開始）

金属球
環指
（開始）

金属球
環指
（終了）

図7　サブテスト C の実施方法

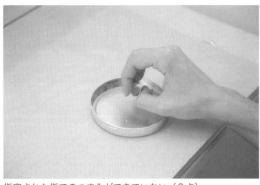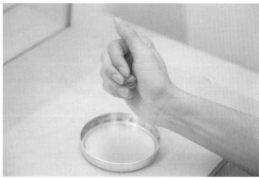

指定された指でのつまみができていない（0点）

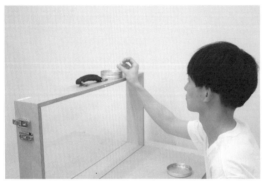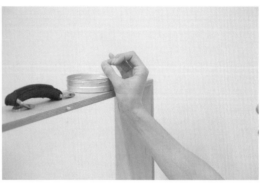

上肢は棚にもたれてはいけない（1点）

図8　サブテストCの誤った動作方法（incorrect performance）

Q　指定した開始位置から金属の蓋がずれてしまった場合の採点は？また，目標位置に運ぶことができない場合の採点は？

　サブテストにおいて，課題物品を把持する際に開始位置から大幅に動いてしまう場合は，たとえ課題物品を把持できた場合でも課題遂行不可とみなしやり直しとなる．やり直しでも同様である場合は0点とする．この点は，Graspのクリケットボールでも同様である．また，課題物品を棚の上に移動はできたが目標位置（金属製の容器の中）ではない位置で離した場合は，部分的遂行となり1点となる．開始位置・目標位置の多少の誤差については非麻痺側上肢と比較して動作の遂行に困難さがあったと判断し，減点の対象となる．

（伊東 寛史）

リハビリテーション療法士の卒後教育制度
～慈恵医大レジデント制度～

　社会構造の変化や医療提供体制の機能分化，職域の多様化により，療法士の学生が卒業時に習得している能力と臨床現場で求められる能力との間のギャップが指摘されている[1]．また，療法士の臨床技術には，実際の現場でしか習得できない経験学習的な側面がある．

　東京慈恵会医科大学リハビリテーション科では，「臨床を今一度学びなおす機会・環境を提供する」ための卒後教育の体制を整備した．それが，レジデント作業療法士制度である．この制度は，2年間で人を診るために必要な医学的知識の習得と，臨床業務を体験習得することでより効果的な作業療法が行えるようになることを目的としている．手術室・stroke care unit（SCU）・intensive care unit（ICU）・coronary care unit（CCU）などのユニットにおける治療，一般的な手術の見学，ほかでは体験できない無菌室でのリハビリテーション医療や小児医療を通し，リハビリテーション医学に基づく最先端の技術習得を目指している．対象は，臨床経験1年以上10年未満で，あらためて急性期リハビリテーション医療・作業療法を学びながら働きたい療法士である．指導は，専属の役職者が責任をもって担当し，2年間ですべての領域における最先端リハビリテーション治療，臨床推論に基づく知識と技術を身に着けることができる．

　一度，臨床へ出て就職した後に，再度学べる機会を提供し，医療におけるリハビリテーション治療を学びなおせる点が特徴的な教育制度だ．　　　　　　　　　　　　　　　（大熊　諒）

文　献

1）　平田 和彦：多様なニーズに対応できる療法士の育成を目指した新人教育とレジデント制度の実践．総合リハビリテーション，49(6): 563-568, 2021

サブテストD：Gross movement（粗大運動）

実施方法

　サブテスト Gross movement は，3つの課題で構成されている．頚部・体幹の代償動作がなく，目標位置に上肢をリーチすることができるかを見ている（**図9**）．

・開始位置は，上肢を患者の膝の上もしくは側方に置いた状態とする．

・検査の順番は，①手を後頭部へ置く，②手を頭頂部へ置く，③手を口元へ置く，の順で実施する．

・頭頂部に手を置く課題では，額に置いた場合，減点となる．

・各課題は練習を除いて1回のみ実施する．患者には背中を伸ばした姿勢を保つようにさせ，代償動作に注意するよう指示をしておく必要がある．

・手指の伸展位保持が困難な場合には，屈曲位のままで構わない．ただし，後頭部，頭頂部や口元に触れるのは手掌とする．

採点方法

・第1項目「手を後頭部に置く」が3点であった場合は，次項目は実施せず，すべて3点とする．同じく第1項目が0点であった場合には，次項目は実施せず，すべて0点と採点する．

・第1項目が1点か2点ならば，第2項目と第3項目も実施する．

採点のポイント

3点：代償なく，動作を遂行し完了できた．

2点：課題は完了できたが，時間がかかった．あるいは手を後頭部に持っていった際に，頚部の屈曲や伸展を伴っていた（**図10**）．

1点：課題を部分的に遂行できた．肩関節や肘関節を屈曲したが，手は目標位置（頭頂部・後頭部）まで届かなかった．※頚部だけでなく体幹の屈曲を伴った課題遂行の場合は1点とする．肩甲骨や肩関節，肘関節を少しでも動かすことができれば1点とする．

0点：課題をまったく行えなかった．

☞役立つアドバイス

・目標位置への上肢の挙上の仕方に個人差があるため，患者にとっての快適挙上で構わない．ただし，機能障害により非麻痺側上肢と差が生じている場合は減点対象となる．

・肩関節の関節拘縮などにより指定した肢位が取れない場合は，特別な考慮はせずに，患者の動作自体を見て採点基準に則った評価を行う．

※例として，麻痺による影響よりも肩関節の拘縮による可動域制限が原因で頭頂部までリーチができないと判断される場合でも1点となる．肩関節や肘関節の可動域制限がある場合は，その旨を記録に残しておく．

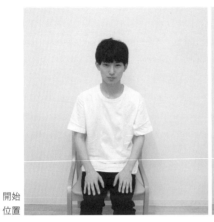
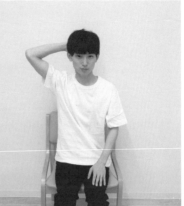

開始
位置

後頭部
（終了）

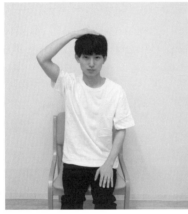
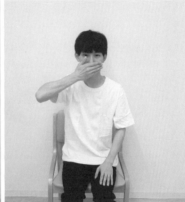

頭頂部
（終了）

口元
（終了）

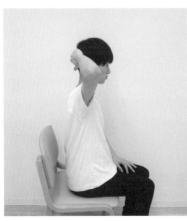
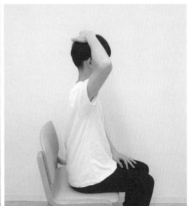

後頭部
（横から見た例）

頭頂部
（横から見た例）

図9　サブテスト D の実施方法

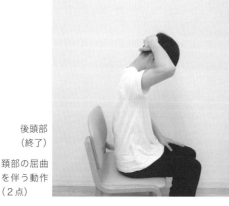

後頭部
（終了）

頚部の屈曲
を伴う動作
（2 点）

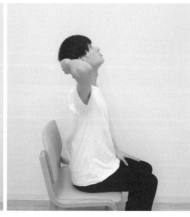

後頭部
（終了）

頚部の伸展
を伴う動作
（2 点）

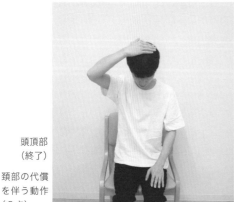

頭頂部
（終了）

頚部の代償
を伴う動作
（2 点）

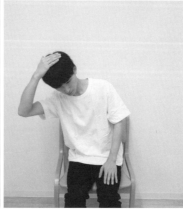

頭頂部
（終了）

体幹の代償
を伴う動作
（1 点）

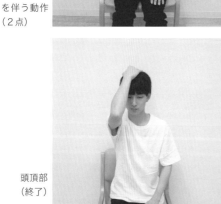

頭頂部
（終了）

肩関節外転
を伴ってい
ない（2 点）

図 10　**サブテスト D の誤った動作方法**
（incorrect performance）

Q 粗大運動は手が少しでも挙がれば 1 点でよいのか？

1 点（課題は部分的に施行される）と判断してよい.

（伊東 寛史）

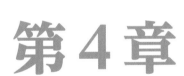

第4章

ARAT から得られた結果を臨床へ

上肢運動麻痺の重症度

- 上肢運動麻痺の重症度は，患者の目標設定および治療計画の立案に活用できる．
- ARATでは，算出された合計得点により，運動麻痺の重症度を3段階または5段階で判別するカットオフ値がある．
- 患者の全体像を把握するには，ARATとFMAの得点から重症度を判別することが有用である．

これまでの章では，Action Research Arm Test（ARAT）の概要とその実施方法について説明してきた．第4章では，評価によって得られた結果を活用する方法について解説する．ARATを実施し算出された得点は，患者の重症度の判別に用いることができる．分類された重症度や算出された得点は，回復量の予測に用いられ，目標の設定および治療計画の立案に参照される．治療が行われた後は，その効果判定が行われる（**図1**）．患者に提供されるリハビリテーション治療のプログラムは，個別の機能障害，ADL制限に対する評価と予後予測に基づいて計画されることが推奨されている[1]．ARATの得点から運動麻痺の重症度の判別を行うことは，治療計画の立案に向けた重要な手続きとなる．

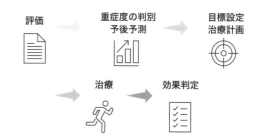

図1　臨床の流れ

重症度を判別する意義

上肢運動麻痺の重症度を判別するのは，患者の全体像を把握し，目標設定，治療計画の立案に活用するためである．ARATの得点はMotor Activity Logの得点と相関しており，患者の活動制限を捉えやすいという特徴がある[2, 3]．ARATの得点から重症度を判別することで，麻痺側上肢による物品操作およびADLの水準を推し測ることができる．一方，Fugl-Meyer Assessmentの上肢運動機能項目（FMA-UE）は，患者の機能障害を反映しや

すい評価法である[2]．したがって，ARATとFMA-UEの両者の重症度を参照することで，脳卒中患者の麻痺側上肢の全体像を簡便に把握することができ，治療計画の見通しを立てることができる（**図2**）．仮に，ある患者のARATとFMA-UEの得点から，重症度を軽度と重度の2段階で判別したとする．ARATの重症度が重度，FMA-UEが軽度であった場合，患者には運動機能をADLに般化させるための練習が重要になる．ARATの重症度が軽度，FMA-UEが重度の場合，このケースは臨床において少ないかもしれないが，運動機能を高めることでADLをさらに改善できる見込みがあるといえる．ARATおよびFMA-UEの重症度が軽度の場合，麻痺側上肢の動作の質を高めるための難易度が高い練習が必要になる．対照的に，ARATおよびFMA-UEの重症度が重度の場合，運動機能を改善させる基礎的な練習を進め，麻痺側上肢の不使用を予防するための練習や指導が求められる（**図3**）．これらはあくまで一例だが，両者の重症度における

88002-129　JCOPY

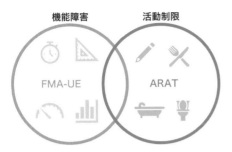

図2　上肢機能評価の特徴
ARAT：Action Research Arm Test, FMA-UE: Fugl-Meyer Assessment for Upper Extremity

	ARAT 軽度	ARAT 重度
FMA-UE 軽度	動作の質を高めるための難易度が高い練習	運動機能を生活動作に般化させる練習
FMA-UE 重度	運動機能の底上げを図るための練習	運動機能を高める練習 麻痺側上肢の不使用を予防するための練習

図3　重症度から考える治療計画の例
ARAT: Action Research Arm Test, FMA-UE: Fugl-Meyer Assessment for Upper Extremity

表1　ARAT と FMA-UE のカットオフ値（3段階）

上肢機能評価	Severe 重度	Moderate 中等度	Mild 軽度
ARAT スコア	0〜9	10〜30	31〜57
FMA-UE スコア	0〜19	20〜46	47〜66

ARAT: Action Research Arm Test, FMA-UE: Fugl-Meyer Assessment for Upper Extremity
（村田海ほか：脳卒中片麻痺患者に対する Action Research Arm Test (ARAT) の成績分類に関する検討：ARAT と FMA-UE の回帰分析結果より. 慈恵医大誌, 132(5): 119-123, 2017 [4] より改変）

表2　ARAT と FMA-UE のカットオフ値（5段階）

上肢機能評価	No 重度	Poor やや重度	Limited 中等度	Notable やや軽度	Full 軽度
ARAT スコア	0〜10	11〜21	22〜42	43〜54	55〜57
FMA-UE スコア	0〜22	23〜31	32〜47	48〜52	53〜66

ARAT: Action Research Arm Test, FMA-UE: Fugl-Meyer Assessment for Upper Extremity
(Hoonhorst MH, et al.: Arch Phys Med Rehabil, 96(10):1845-1849, 2015 [6] より改変して引用)

一致と差異に注目することがポイントとなる.

ARAT の重症度分類

　患者の機能障害と活動制限を捉えるために, ARAT と併せて FMA-UE のカットオフ値を紹介する. 本邦では, ARAT の合計得点から重症度を3段階で分類するカットオフ値が報告されている [4]. この報告では, 発症から6ヵ月以上が経過した慢性期の脳卒中患者 1,057 人から取得された ARAT および FMA-UE の結果が解析されている. ARAT のカットオフ値は, 重度が 0 〜 9 点, 中等度が 10 〜 30 点, 軽度が 31 〜 57 点と算出されている. 解析の際に参照されている FMA-UE のカットオフ値は, 重度が 0 〜 19 点, 中等度が 20 〜 46 点, 軽度が 47 〜 66 点である [5] （**表1**）.
　他の研究では, 3つのコホート研究から取得され

た脳卒中患者 460 名における発症から6ヵ月時点の ARAT および FMA-UE の得点が解析され, カットオフ値が算出されている [6]. この報告では, 重症度を5段階に分けるカットオフ値について, ARAT では重度が 0 〜 10 点, やや重度が 11 〜 21 点, 中等度が 22 〜 42 点, やや軽度が 43 〜 54 点, 軽度が 55 〜 57 点と算出している. FMA-UE のカットオフ値は, 重度が 0 〜 22 点, やや重度が 23 〜 31 点, 中等度が 32 〜 47 点, やや軽度が 48 〜 52 点, 軽度が 53 〜 66 点と報告されている（**表2**）.
　3段階および5段階のカットオフ値における類似点は, 重度を判別する得点である（**表3**）. これは, サブテストである Gross movement の得点が関係していると考えられる. Gross movement は上肢近位部の運動能力について評価される項目であり, 手指の運動は採点されない. Grasp, Grip, Pinch では物品の操作能力が採点されるため, 患者が手指の随意性を有していない場合, 3つの項目ではすべ

表3　ARAT のカットオフ値の比較

得点	0	10	20	30	40	50	57
5 段階分類	No 0〜10	Poor 11〜21		Limited 22〜42		Notable 43〜54	Full 55〜57
3 段階分類	Severe 0〜9	Moderate 10〜30				Mild 31〜57	

て 0 点という結果になる．反対に，これら 3 項目で得点ができる場合では，少なくとも物品を持ち上げられるため，上肢近位部の運動も可能であることを意味している．手指の随意性を有していない場合でも，上肢の随意性が良好であれば Gross movement の項目は得点できる．Gross movement は 9 点満点であるため，ARAT の重症度分類で重度と判別される患者は，手指の運動が困難であることが推察される．なお，急性期の脳卒中患者から取得された ARAT の得点を用いて，発症 6 ヵ月後の ARAT の得点を予測する研究が報告されているが，この研究におけるデータの分析では，ARAT の得点が 10 点以上と 9 点以下で患者を 2 群に分けている．この点数については，合計得点が 9 点以下が上肢近位部の運動を反映し，10 点以上の場合で何らかの手指機能を有していることを理由として，設定されたことが述べられている[7]．運動麻痺の重症度を何段階で判別するかは，目的によって異なるが，まずは ARAT の合計得点が 9 点以下あるいは 10 点以上のどちらにあてはまるかを確認することは，重度か否かを分ける簡便な方法として提案できる．

　運動麻痺の重症度が，中等度に該当する得点の範囲は広く，これは重症度が中等度と判別される患者の中でも，機能障害および活動制限の程度には大きな差があることを意味している．ARAT は，サブテストごとに必要となる運動要素が異なる[8, 9]．運動麻痺の重症度を判別した後は，高いまたは低い得点であったサブテストについて注目し，患者に応じた練習内容を検討すべきである．そのため実際の評価場面では，得点や重症度の判別だけではなく，サブテストごとに必要となる運動要素を意識し，患者の共同運動および分離運動，代償動作の観察を忘れないようにしたい．臨床において，評価結果から重症度を判別することは，患者の全体像を整理し治療の見通しを立て，効果的な練習に結び付けるための 1 つの手段であるため，重症度を判別することそのものが目的とならないように留意したい．

文　献

1) 日本脳卒中学会 脳卒中ガイドライン委員会：脳卒中治療ガイドライン 2021. 協和企画，東京，p46-47, 2021

2) Santisteban L, Teremetz M, Bleton JP, et al.: Upper Limb Outcome Measures Used in Stroke Rehabilitation Studies: A Systematic Literature Review. PLoS One, 11(5): e0154792, 2016

3) Chen P, Liu TW, Tse MMY, et al.: The Predictive Role of Hand Section of Fugl-Meyer Assessment and Motor Activity Log in Action Research Arm Test in People With Stroke. Front Neurol, 13: 926130, 2022

4) 村田海，羽賀祐介，近藤隆博ほか：脳卒中片麻痺患者に対する Action Research Arm Test (ARAT) の成績分類に関する検討：ARAT と FMA-UE の回帰分析結果より．慈恵医大誌，132(5): 119-123, 2017

5) Woodbury ML, Velozo CA, Richards LG, et al.: Rasch analysis staging methodology to classify upper extremity movement impairment after stroke. Arch Phys Med Rehabil, 94(8): 1527-1533, 2013

6) Hoonhorst MH, Nijland RH, van den Berg JS, et al.: How Do Fugl-Meyer Arm Motor Scores Relate to Dexterity According to the Action Research Arm Test at 6 Months Poststroke? Arch Phys Med Rehabil, 96(10):1845-1849, 2015

7) Nijland RH, van Wegen EE, Harmeling-van der Wel BC, et al.: Presence of finger extension and shoulder abduction within 72 hours after stroke predicts functional recovery: early prediction of functional outcome after stroke: the EPOS cohort study. Stroke, 41(4): 745-750, 2010

8) Yozbatiran N, Der-Yeghiaian L, Cramer SC: A standardized approach to performing the action research arm test. Neurorehabil Neural Repair, 22(1): 78-90, 2008

9) Lyle RC: A performance test for assessment of upper limb function in physical rehabilitation treatment and research. Int J Rehabil Res, 4(4): 483-492, 1981

（坂本 大悟）

02 第4章 ARAT から得られた結果を臨床へ

ARAT の予後予測

\ POINT \

- 治療回復の予後予測には「目標設定と治療計画のガイド」「治療効果の評価と方針の再検討の基準」「患者・家族への同意説明の資料」としての意義がある.
- 予後予測は臨床において必ず的中する絶対的なものではない点に注意する必要がある.
- ARAT を用いて予後予測を行う際は，上肢機能の予後予測だけでなく生活での麻痺側上肢の使用頻度など活動面の予後予測も活用することが重要である.

患者の全体像を整理し，治療の見通しを立て，効果的な練習に結びつけるための指標として，「予後予測」がある．予後は一般に，予想される医学的状態（健康状態）に関する経験に基づいた見解のことを指す [1]．リハビリテーション医学の観点から整理すると，患者の疾患や症状，障害，社会背景に対する見通しを，今までの経験（リハビリテーション治療の経過や結果）と科学的な根拠に基づき捉えた見立てといえる．ここでは，予後予測をリハビリテーション治療で活用する意義や，現在まで報告されている上肢運動麻痺の予後予測の指標に触れながら Action Research Arm Test（ARAT）の活用方法を解説する.

予後予測をリハビリテーション治療に活用する意義

リハビリテーション治療において予後予測を行う意義（価値や重要性）は以下の3点が考えられる．1つ目は「目標設定と治療計画のガイド」として，2つ目は「治療効果の評価と方針の再検討の基準」として，3つ目は「患者・家族への同意説明の資料」としての役割である.

1 目標設定と治療計画のガイド

リハビリテーション治療の流れは，患者の全体像を整理（評価）し，目標設定および治療計画の立案をすることから始まる．主訴，疾患名，年齢，性別，利き手，ARAT をはじめとする様々な上肢機能評価，ADL 評価，社会背景などを評価し，全体像を整理する．ここで若手の臨床家や経験の浅い実習生にはある疑問が生まれる．「評価結果からどのような目標を設定すればよいか？」「どのような治療から実施すればよいだろうか？」

経験豊富な臨床家であれば，過去の患者の治療経過や結果から予測を立て目標設定を行い，効果的な治療計画を立案するであろう．しかし，ここでもある疑問が生じる．「果たして評価結果から導き出した目標設定は妥当といえるのか？」「治療計画は最適な方法を選択できているのだろうか？」

我々臨床家が，患者へのリハビリテーション治療を行う際，上記の疑問や葛藤を抱えることは少なくない．このような疑問を解決する医療者のためのガイドとして予後予測による評価が存在する．個々の経験だけに頼らず，科学的な根拠（エビデンス）に基づいた予後予測を活用することで，客観的に治療経過や治療の結果を見立て，目標設定，治療計画の立案を行うことが可能となる．脳卒中治療ガイドラインにおいても，提供される治療プログラムは，個

別の機能障害，ADL の障害に対する評価およびその予後予測に基づいて計画することが推奨[2]されており，科学的な根拠に基づいた予後予測の重要性が示されている．

2 治療効果の評価と方針の再検討の基準

また，予後予測の意義は目標設定や治療計画の立案といったリハビリテーション治療の初期の活用に留まらない．実際に提供した治療の効果や方針の再検討の際にも重要な示唆を与えてくれる．治療効果を判定する場合，Fugl-Meyer Assessment の上肢運動機能項目（FMA-UE）や ARAT の測定結果から予測された予後や設定した目標に対して，実際に効果や結果が予測通りに得られているか再評価することになる．予後予測を用いた治療方針の再検討を行う場合，以下のような3つの活用ケースが考えられる．

①予測された変化が得られていないケース……提供した治療計画では効果的なリハビリテーション治療が実施できていないため，予後に影響を与える要因（年齢や利き手，感覚障害，認知機能障害など）を再評価し，要因に影響を与える治療法への変更を検討する．

②予測された変化が得られているケース……提供した治療計画によってある程度のリハビリテーション治療の効果が得られていると考えられる．しかし，現在の治療方針が最も効果的な選択であるか検討する必要性がある．そのため，現在の評価結果を用いて再度予後予測を行い，治療方針を更新していく．

③予測された変化を上回る変化が得られているケース……治療計画の時点では予測できていなかった回復を促進する要因がなかったか再評価し，さらなる治療効果の促進を図っていくため治療方針の変更を検討する．

以上のように，予後予測は治療の効果判定の際にも活用でき，治療方針の再検討をする際の基準を提供してくれる．そのため，評価と予後予測は治療前に限らず繰り返し行うことが重要である．「予後予測が不良だから効果が期待できない」「予測通りの結果が得られているから問題ない」と安易に判断することなく，常に治療前の予測を上回る効果的な治療方法の検討を心掛けたい．

3 患者・家族への同意説明の資料

さらに予後予測は，患者・家族へ同意説明する際の客観的な資料としての意義もある．リハビリテーション治療を受けるうえで，多くの患者が不安に感じる疑問として以下のようなものがある．「どこまで上肢の麻痺がよくなるのか？」「麻痺した手を生活で使うことができるようになるのか？」

我々臨床家はこのような患者の疑問に対して，個々の経験に基づく見立てだけでなく客観的な予後予測を用いて答えていく必要がある．患者・家族の希望や主訴と，現実的な改善の見込みを擦り合わせ，納得のいく治療目標の説明を行い，患者・家族の同意を得ることが，リハビリテーション治療の成果を最大限にするために重要である．

患者が自らの治療の目標を意識することは，リハビリテーション治療による回復に好影響を与える[3]．さらに，目標設定に患者が参加することで，治療への積極的な参加の促進，治療への意欲，生活の質（quality of life：QOL），自己効力感などを高める効果がある[4~7]．予後予測による客観的な資料を提供することは，患者自身が目標設定に参加し納得のいく目標となるための一助となり，患者が目指す改善の指標を与えてくれる．

脳卒中後上肢麻痺の予後予測を用いる際の注意点

現在までに報告されている脳卒中後上肢麻痺の予後予測について紹介するにあたり，押さえておきたい注意点がある．

それは，予後予測が臨床において必ず的中する絶対的なものではないという点である．過去の研究で

88002-129 JCOPY

示されてきた予後予測の研究条件が，必ずしも目の前の患者と同様の条件として当てはまるとは限らない．また，医療における時代背景の変化や新たなリハビリテーション治療法の出現などにより変化しうるものであることも十分理解しておく必要がある．

例えば，1990 年代以前には，上肢麻痺の回復は最大でも発症から約 4 週間程度，発症から 24 時間以内に測定可能な握力が出現しなければ 3 ヵ月後の上肢機能の予後は不良であるなど，上肢機能の回復は初期に留まる報告が多かった[8]．しかし，近年では，反復性経頭蓋磁気刺激（repetitive transcranial magnetic stimulation: rTMS）や経頭蓋直流電気刺激（transcranial direct current stimulation :tDCS）などのニューロモデュレーション[9]（電気や磁気，薬剤などによって神経を刺激することで，神経の働きを調整する治療法）の出現により，慢性期（生活期）においても依然として上肢機能の回復が得られる[10]ことが明らかになっている．

このように予後予測は新たな治療法の出現により，変化しうるものであり，実際の臨床場面では，予後予測に影響を与える要因を十分に検討し，予後予測を上回る治療効果を示せるよう努めるべきである．

脳卒中後上肢麻痺の予後予測

前述の注意点を踏まえ，近年報告されている脳卒中後上肢麻痺の予後予測として FMA-UE を用いた報告を紹介する．FMA は脳卒中後上肢麻痺に関連する研究で多く使用されており，本邦においても信頼性・妥当性が確保され広く使用されている．このことからも，FMA-UE に関する予後予測について理解しておくことは重要である．

代表的な予後予測として，発症後 3 ～ 6 ヵ月後の FMA-UE の変化量を予測する以下のような数式がある[11]．

$$3 \sim 6 \text{ ヵ月後の FMA-UE の変化量}$$
$$= 0.7 \times (66 - \text{発症後 24} \sim 72 \text{ 時間以内の}$$
$$\text{FMA-UE 得点}) + 0.4$$

この数式を検証した報告[12]では，対象患者の 70％に対して適合が認められ，6 ヵ月後の FMA-UE の変化量が予測できるとしている．臨床において，介入初期評価で測定した FMA-UE の値を代入することで，3 ～ 6 ヵ月後にどの程度改善が見込めるか具体的な数値として求められるため，目標設定や，治療方針の設定・再検討の際の基準として用いることが期待できる．

ここで，注意すべきは，すべての患者においてこの数式が適合するわけではない点である．この数式に適合しない約 30％の患者は，①脳卒中発症後 72 時間以内の FMA-UE スコアが 0 ～ 17 点と低い，②重度の脳卒中病型分類である，③脳卒中発症後 72 時間以内に手指の伸展がない，④顔面麻痺がある，⑤下肢運動機能がより障害されている［FMA-Lower Extremity（LE）スコア＜ 18 点］といった特徴を有していた．①の FMA-UE スコアが 0 ～ 17 点の場合，84％ の症例で予測値よりも実際の FMA-UE スコアが低くなる．以上の先行研究を踏まえ，この予測式を用いる際は，①～⑤の特徴に当てはまらないか確認し，これらの特徴を有する場合は，予測値よりも実際の FMA-UE の変化量は小さくなることを考慮する必要がある．

ARAT の得点から運動機能の予後を予測する

次に，ARAT に関する運動機能の予後予測指標について紹介する．近年の ARAT の予後予測に関する報告の中で，臨床で活用しやすく，実際にすぐ利用できる予後予測の研究を紹介する[13]．この研究では従来の予後予測モデルについて以下の限界が指摘されている．

一般に，現在の予後予測モデルは，線形回帰またはロジスティック回帰の手法を用いて開発されてい

るものが多い．しかし，これらの回帰法にはいくつかの限界がある．まず，「予測精度は，脳卒中後のあらかじめ定義された時点で患者を評価できるかどうかに依存する」（前項「脳卒中後上肢麻痺の予後予測」で示したFMA-UEの予後予測；発症後72時間以内のFMA-UE得点など）．臨床では，あらかじめ定義された時点で測定することは，多くの実際的な理由から困難である．特に本邦の現状を鑑みると，回復期リハビリテーション病院などでは，発症後72時間以内のFMA-UE得点の情報は，急性期の病院が測定していない場合，得られないことが多い．2つ目の限界は，"特定の時点"（例えば脳卒中発症後3ヵ月や6ヵ月後）しか予測できないことである．発症後早期の実測値から発症後6ヵ月後の予後予測を行い，治療計画を立てた場合，治療選択が正しかったかどうかを評価するには，6ヵ月後の実測値と予測値を比較検討しなければならない．リハビリテーション治療をより効果的に実施するためには，評価者が任意の時点で，回復の程度と予測値との差を確認でき，治療方法の再検討を行えることが理想である．3つ目に，"回帰モデルが2つの時点（ベースラインと結果）のみに基づいているため，回復の非線形な時間経過が考慮されないこと"である．すなわち，時間経過によってどのような回復の経過をたどっているかが反映できない点である（**図1**）．これらの限界が，予後予測指標が目の前の患者に完全には適応されず，活用されにくい要因となっている．

この研究[13]では，上記のような限界を解消する混合効果モデルを作成し，複数時点でのARATの数値を用いて，その後の麻痺側上肢機能を予測している．この予後予測法では，ARATを繰り返し測定し予測を行うことでその予測精度が上がる点，評価を行う時点は任意の時点でよい点が特徴である．

対象は，初発の脳卒中患者450名で，脳卒中発症後6ヵ月までに少なくとも3回のARAT評価を実施している．モデル作成時には，以下の潜在的な人口統計学的および臨床的共変量変数が検討されている〔年齢，性別，麻痺側，利き手側，Bamford分類，

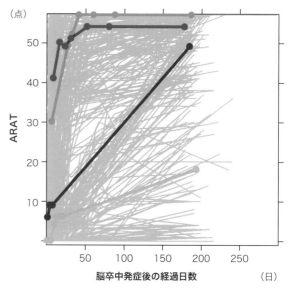

図1　ARATの回復過程の分析結果（N＝450）

6ヵ月間繰り返しARATで測定を行った脳卒中患者全450名の回復過程を示している．異なる回復過程プロフィールをもつ代表的な4名の患者を太線で表している．上肢機能の回復は，発症時のARATスコアと経時的変化の両方の点で非常に多様であることがわかる．ほとんど回復を示さない患者もいれば，脳卒中後最初の3週間でARATスコアの最大値に達する患者もいる．また，脳卒中後早期からすでに比較的高いARATスコアで開始し，数週間以内にARATスコアの最大値に達する患者もいる．初期評価と6ヵ月後評価の2時点での回帰モデルを作成した場合，このような回復の時間的経過を反映できない点が限界となる．

(Selles RW, et al: J Neurol Neurosurg Psychiatry, 92(6):574-581, 2021.[13] より改変して引用)

rt-PA投与．神経学的障害はNational Institutes of Health Stroke Scale（NIHSS），視空間無視を評価するためのO-letter cancellation test, FMA-UEスコア，FMA-UEの項目である手指随意伸展，肩関節外転など〕．最終的に，ARATの時間経過，指伸展，肩外転のみのモデルが，より多くの共変数を含むモデルと同程度の性能を示した．このモデルでの脳卒中発症後6ヵ月における予測誤差は，被験者1人当たりのARAT測定数が増えるにつれて減少し，脳卒中発症後早期に1回の測定ではARATで8.4点の誤差であったのが，7回の測定では2.3点となった．

さらに，この研究では，臨床家が個々の脳卒中後上肢麻痺患者に対して予測モデルを使用できるようにインターネット上でシステムが公開されている．

〔URL：https://emcbiostatistics.shinyapps.io/DynamicPredictionARATapp/

（2023年9月28日時点）〕

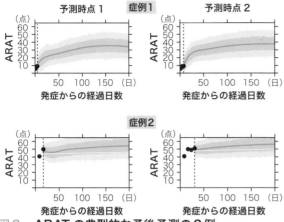

図2　ARAT の典型的な予後予測の2例

ARAT の典型的な予後予測の2例を示している．点線の縦線は使用可能な最終の ARAT 測定時点を表している．丸印はその患者の現時点までの全 ARAT 測定値を，実線は ARAT 回復予測値を表す．68％と95％の予測区間が濃い色と薄い色で示されている．したがって，色の付いている部分はこの個々の患者の他の可能性のある結果を反映しており，信頼区間の境界は可能性の低い結果を示している．予測された回復は非線形で，特に初期の ARAT 得点が低い患者において顕著である．症例1はベースライン時の ARAT スコアが低く，6ヵ月後の予測 ARAT スコアは中程度である．症例2はベースライン時の ARAT スコアが高く，6ヵ月後の予測スコアは50点以上である．
(Selles RW, et al.: J Neurol Neurosurg Psychiatry, 92(6):574-581, 2021.[13] より改変して引用)

　臨床で担当している患者の ARAT データと共変量データを含むテキストファイルをアップロードすることで，経時的な ARAT 予後予測を自動的に作成し可視化することができる．予後予測の結果例を**図2**に示す．

　公開されているサイトは，英語表記となっており，**図3**のような手順で利用することができる．

1）サイトにアクセスして雛形となる CSV. ファイルをダウンロードする．

・サイト左端の "Examples of patients file can be downloaded here:" よりダウンロード可能．

・患者ファイル例が入力された CSV. ファイルがダウンロードできる．

2）必要なデータを入力する．

・CSV. ファイルにすでに入力されている情報を参照しながら，必要な情報を再入力する．

・情報は英数字で入力する必要があり，具体的には以下の項目である．

　Days：Day of the measurement（日数：測定日）

ARAT：Action Research Arm Test（ARAT の合計点数）

SA：shoulder abduction（肩関節の外転，以下の①～⑥より1つ選択して入力）

① no random movement

　（任意の運動が認められない）

② random activity palpable, no movement visible

　（任意の運動を触知できるが，目視で確認できない）

③ random movement see able but not seeable in total movement range

　（運動を目視できるが，全可動域の運動が認められない）

④ random movement across total movement range, not possible against resistance

　（全可動域での運動が可能だが，抵抗に抗せない）

⑤ random movement against resistance, but weaker than 'healthy' side

　（抵抗に抗した運動が可能だが，健側よりも弱い）

⑥ normal strength in comparison with 'healthy' side

　（健側と比較して正常な強さ）

FE：Fugl Meyer finger extension（FMA の指伸展項目，以下の①～③より1つ選択して入力）

① none（なし）

② partial（部分的）

③ full（完全）

3）必要項目を入力した CSV. ファイルを左端にある "Load subject data" の "Browse" ボタンより選択しアップロードする．

4）アップロード後，画面中央の "Dynamic predictions" をクリックしタブを切り替える．

5）サイト上で予後予測結果を参照することができる．

　結果については，**図4**のように表示され，可視化されたデータ，予後予測に用いた参照データ数の調

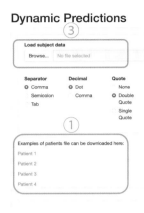

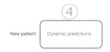

図3　ARAT 予後予測のサイトのトップ画面

① データ入力例（雛形）となる CSV. ファイルをダウンロード
② CSV. ファイルに必要なデータを入力
③ データ入力を済ませた CSV. ファイルを "Browse" ボタンよりアップロード
④ 画面中央の "Dynamic predictions" のタブをクリック
⑤ 予後予測画面が表示される
（https://emcbiostatistics.shinyapps.io/DynamicPredictionARATapp/ より）

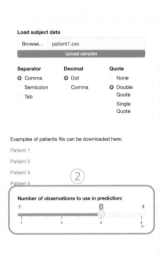

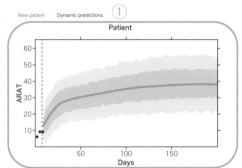

図4　ARAT 予後予測のサイトの予測結果画面

① 可視化された予後予測データを確認できる
② 予後予測に用いた参照データ数を任意に調整できる
③ 予後予測結果の詳細なデータが確認できる
　（"Days" の列が発症後の経過日数，"pred" の列が ARAT 予測値，"low" と "upp" が 95％信頼区間の下限値と上限値を表している）
（https://emcbiostatistics.shinyapps.io/DynamicPredictionARATapp/ より）

88002-129　JCOPY

整，詳細な予後予測結果を確認することができる．定期的に ARAT を測定し，この予測モデルで予後予測を行うことで，臨床での患者の治療経過をリアルタイムで検討することが可能となる．

ARAT の得点から生活での麻痺側上肢の使用頻度を予測する

前項「ARAT の得点から運動機能の予後を予測する」で紹介した ARAT による上肢機能改善（点数変化）に関する予後予測は，患者の麻痺側上肢の機能的な側面を予測し目標設定や治療選択，また治療の再検討を行う際に有用な客観的な指標として用いることができる．一方で，機能面の向上のみならず麻痺側上肢をどの程度生活の中で使用することができるのかという活動と参加の視点は，患者の QOL を考えるうえで重要な視点である．目標設定をする際に，「まずは，ARAT の点数が 30 点を超えることを目標にしましょう」と評価者から提案されたとしても，患者にとって聞き馴染みのない評価や点数のみでは，具体性に欠け，積極的な治療参加の促進，意欲や QOL などを高めるための目標にはなり得ない．しかし，上肢機能に関連した予後予測は多数存在するが，麻痺側上肢の使用頻度に関する予後予測や，日常生活での麻痺側上肢使用の目安となる機能的目標値を明らかにした報告は少ない．そのため，上肢機能評価を参考にした日常生活の目標水準は評価者の経験に依存しており，どの程度の麻痺側上肢の使用が可能なのか明確な指標に則った目標設定はできていないといえる．このような現状の課題に基づき，ARAT の得点と Jikei Assessment Scale for Motor Impairment in Daily Living-Severe（JASMID-S）から生活での麻痺側上肢の使用頻度を予測した筆者らのグループの研究[14]を紹介する．

※ JASMID-S について

　ADL での麻痺側上肢の使用状況を把握するために開発された評価に Jikei Assessment Scale for

表1　JASMID-S の項目

大項目	下位項目
物を押さえる	1.　包丁を使用するときに食材を押さえる 2.　字を書くときに紙を押さえる 3.　茶碗を持つ，皿を押さえる
物を支える	4.　手さげカバン／買い物袋を持つ 5.　物を小脇に抱える
物を把持する	6.　歯ブラシに歯磨き粉をつける 7.　コップに水を注ぐ 8.　キャップ開閉時にペットボトル本体を把持する 9.　食器を洗う 10.　傘を開閉するときに柄を持つ

JASMID-S：Jikei Assessment Scale for Motor Impairment in Daily Living-Severe
（大熊諒ほか：日常生活における麻痺手の使用頻度を推定する予測式の構築：脳卒中患者の目標設定の際に使用する参考値を得るために．日本スティミュレーションセラピー学会誌，3(1):34-41, 2022[14]より転載）

Motor Impairment in Daily Living（JASMID）がある[15]．JASMID-S は，JASMID の課題点である「重度麻痺側上肢機能障害の患者では得点の床効果が発生しやすい」点を補うために開発され，信頼性および妥当性も検証されている[16]．重度麻痺の場合であっても麻痺側上肢の使用状況が変化量として得点化されやすいよう配慮された項目構成となっている．分類は 3 つの大項目（物を押さえる，物を支える，物を把持する）と下位項目 10 項目からなる（表1）．JASMID と同様に，患者にインタビュー形式で「麻痺側上肢の使用頻度（amount of use：AOU）」と「動作の質（quality of movement：QOM）」を聴取する．AOU は，0：まったく使わない（使う気がしない），1：まったく使えない（使いたいが使えない），2：少し使う（ごく稀にしか使わない），3：ときどき使う（病前の半分くらいしか使わない），4：しばしば使う（病前よりは使う頻度が減った），5：いつも使う（病前と比べて変わりない）の 6 段階評価，QOM は，1：（使おうとしても）ほとんどできない，2：非常に困難さを感じる（病前よりかなり困難），3：中等度の困難さを感じる（病前と比べ半分くらい），4：やや困難さを感じる（病前と比べ少し困難），5：まったく困難さを感じない（病前と同じである）の 5 段階評価で回答を得る．

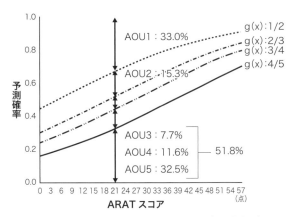

図5　麻痺側上肢の使用頻度予測モデル「歯ブラシに歯磨き粉をつける」

JASMID-S：Jikei Assessment Scale for Motor Impairment in Daily Living-Severe，AOU：amount of use
麻痺側上肢の使用頻度予測モデルにARATスコア21点を代入した場合のJASMID-Sの各カテゴリの出現確率を例示．JASMID-SのAOU1となる確率は33.0%，AOU2となる確率は15.3%，AOU3となる確率は7.7%，AOU4となる確率は11.6%，AOU5となる確率は32.5%である．
（大熊諒ほか：日常生活における麻痺手の使用頻度を推定する予測式の構築：脳卒中患者の目標設定の際に使用する参考値を得るために．日本スティミュレーションセラピー学会誌，3(1):34-41, 2022 [14] より転載）

表2　病前の半分以上の麻痺側上肢参加が可能と予測される確率が50%以上となるために必要なARATスコアの基準

JASMIDの動作項目	ARATスコア
8. キャップ開閉時にペットボトル本体を把持する	1点
2. 字を書くときに紙を押さえる	6点
6. 歯ブラシに歯磨き粉をつける	21点
3. 茶碗を持つ，皿を押さえる	24点
4. 手さげカバン／買い物袋を持つ	27点
5. 物を小脇に抱える	36点
9. 食器を洗う	36点
7. コップに水を注ぐ	42点
1. 包丁を使用するとき食材を押さえる	45点
10. 傘を開閉するときに柄を持つ	45点

JASMID：Jikei Assessment Scale for Motor Impairment in Daily Living.
＊難易度順にJASMID下位項目を並べ替えて記載．
（大熊諒ほか：日常生活における麻痺手の使用頻度を推定する予測式の構築：脳卒中患者の目標設定の際に使用する参考値を得るために．日本スティミュレーションセラピー学会誌，3(1):34-41, 2022 [14] より改変）

　対象は，ARATとJASMID-Sの両検査を測定した脳卒中後上肢麻痺患者92名である．ARATの得点からJASMID-Sの「麻痺側上肢の使用頻度」を予測する回帰式を得るために，JASMID-Sの下位項目のAOU（1〜5のカテゴリー）を目的変数，ARATの合計スコアを説明変数とし，順序ロジスティック回帰分析を実施した．得られた回帰式にARATのスコアを代入しJASMID-S下位項目の各カテゴリーの出現確率を算出する予測モデルを作成した．

　JASMID-S下位項目「6. 歯ブラシに歯磨き粉をつける」ではARATスコアが21点の場合，JASMID-SのAOU1となる確率は33.0%，AOU2となる確率は15.3%，AOU3となる確率は7.7%，AOU4となる確率は11.6%，AOU5となる確率は32.5%となる．よってARATスコア21点の脳卒中患者において「歯ブラシに歯磨き粉をつける」の項目は50%以上の確率でAOU3（ときどき使う）〜5（いつも使う）となることが示された（**図5**）．

　JASMID-S下位項目それぞれの予測モデルにお

いて，AOUが3（ときどき使う）〜5（いつも使う）のカテゴリーと予測される確率が50%以上となる際のARATスコアを算出し，下位項目を比較した．このようにすることで，各項目について少なくとも生活の中で病前の半分以上の麻痺側上肢参加に必要なARATスコアの基準を明らかにした．その結果，ARATスコアが低値であっても予測確率が50%以上となった項目は「8. キャップの開閉時にペットボトル本体を把持する」であった．次いで，「2. 字を書くときに紙を押さえる」，「6. 歯ブラシに歯磨き粉をつける」となった（**表2**）．また，JASMID-Sの全下位項目の予測モデルによって算出された予測確率は巻末（p.78）に一覧を示す．

　以上のようなAOUに関する予測指標の臨床有用性としては以下の2点が挙げられる．1点目は，ARATを評価することで，実際の生活場面でのAOUを予測することが可能となる点である．モデル式を利用することで，患者や評価者は，現時点で有している上肢機能でどの程度の麻痺側上肢の使用が可能なのか予測できる．その結果，客観的な指標に基づいたリハビリテーション治療の目標設定が可能となり，評価者の経験に依存しない患者・評価者間の合意形成を可能にすると考えられる．2つ目は，JASMID-Sの評価結果から，さらにどの程度ARATの点数を向上させれば使用頻度の向上を図

れるか予測できる点である．JASMID-S の AOU
を向上させ，より麻痺側上肢の使用頻度を増加させ
るために上肢機能として ARAT があと何点必要な
のか明確になることで，上肢機能面の目標値の設定
を容易にする．

このモデル式で算出された値は，治療選択を行う
うえでの指標として用いることも可能である．例え
ば，患者の ARAT の初期スコアが 39 点のとき，
モデル式より「6．歯ブラシに歯磨き粉をつける」
では，JASMID-S の AOU が 3（ときどき使う）
～5（いつも使う）となる確率は 70.2％と推定で
きる．しかし，患者が実際には JASMID-S の評価
が AOU 2（少し使う）であった場合，予測と比
べ使用頻度が低いこととなる．モデル式では，
JASMID-S が AOU 2（少し使う）となる確率は
11.5％と低く，有している上肢機能に比べ AOU
が明らかに低いことが推察される．このように指標
を活用することで，上肢機能に問題があるのか，あ
るいは動作方法に問題があるのか判断する際の一助
となる．よって目標設定時の活用に留まらず，機能
訓練を重視すべきか動作方法の指導を重視すべきか
治療選択の際の 1 つの判断材料としても有益であ
る．

文　献

1) 臼田滋：脳卒中における機能的予後予測に基づく目標設定の考え方．理学療法学，49(4):327-335, 2022

2) 日本脳卒中学会 脳卒中ガイドライン委員会：脳卒中治療ガイドライン 2021. 協和企画，東京，p46-47, 2021

3) Rice DB, McIntyre A, Mirkowski M, et al.: Patient-Centered Goal Setting in a Hospital-Based Outpatient Stroke Rehabilitation Center. PM R, 9(9): 856-865, 2017

4) Wade DT: Goal setting in rehabilitation: an overview of what, why and how. Clin Rehabil, 23(4):291-295, 2009

5) Levack WM, Dean SG, Siegert RJ, et al.: Purposes and mechanisms of goal planning in rehabilitation: the need for a critical distinction. Disabil Rehabil, 28(12):741-749, 2006

6) Yun D and Choi J: Person-centered rehabilitation care and outcomes: A systematic literature review. Int J Nurs Stud, 93:74-83, 2019

7) Levack WM, Weatherall M, Hay-Smith EJ, et al.: Goal setting and strategies to enhance goal pursuit for adults with acquired disability participating in rehabilitation. Cochrane Database Syst Rev, 2015(7): CD009727, 2015

8) 内山侑紀，道免和久：上肢機能障害の治療をどう考えていくか？ Jpn J Rehabil Med, 58(1):66-74, 2021

9) 山田尚基：上肢運動機能の改善を促すニューロモデュレーション．Jpn J Rehabil Med, 60(9):768-772, 2023

10) Sánchez-Cuesta FJ, González-Zamorano Y, Arroyo-Ferrer A, et al.: Repetitive transcranial magnetic stimulation of primary motor cortex for stroke upper limb motor sequelae rehabilitation: A systematic review. NeuroRehabilitation, 52(3):329-348, 2023

11) Prabhakaran S, Zarahn E, Riley C, et al.: Inter-individual variability in the capacity for motor recovery after ischemic stroke. Neurorehabil Neural Repair, 22(1):64-71, 2008

12) Winters C, van Wegen EE, Daffertshofer A, et al.: Generalizability of the Proportional Recovery Model for the Upper Extremity After an Ischemic Stroke. Neurorehabil Neural Repair, 29(7):614-622, 2015

13) Selles RW, Andrinopoulou ER, Nijland RH, et al.: Computerised patient-specific prediction of the recovery profile of upper limb capacity within stroke services: the next step. J Neurol Neurosurg Psychiatry, 92(6):574-581, 2021

14) 大熊諒，田中智子，越前春希ほか：日常生活における麻痺手の使用頻度を推定する予測式の構築：脳卒中患者の目標設定の際に使用する参考値を得るために．日本スティミュレーションセラピー学会誌, 3(1):34-41, 2022

15) 石川篤，角田亘，田口健介ほか：本邦の生活に即した脳卒中後上肢麻痺に対する主観的評価スケール作成の試み－日常生活における「両手動作」と「片手動作」に注目して．慈恵医大誌, 125(5):159-167, 2010

16) 田中智子，大熊諒，池ヶ谷正人ほか：上肢運動麻痺が重症な患者を対象とした麻痺手の生活上の使用を評価する JASMID-S の信頼性と妥当性．日本スティミュレーションセラピー学会誌, 2(1):58-66, 2021

（大熊　諒）

治療での活用アイデア

\ POINT \

● ARAT により得られた結果を臨床に活かすためには，患者の重症度を判別し，各サブテストの運動要素を意識して，具体的な生活動作や練習内容の計画につなげていくことが重要である．

本項では，Action Research Arm Test（ARAT）の結果から目標動作や治療プログラムへ活用するためのアイデアについて紹介する．脳卒中後片麻痺患者における ARAT の回復量は，5 段階の重症度別に検証されている[1, 2]．この研究におけるアウトカムには，ARAT および ADL における麻痺側上肢の使用頻度と動作の質を評価する Jikei Assessment Scale for Motor Impairment in Daily Living（JASMID）[3] の得点が用いられている．この研究によって推定された治療後の回復量を参照し，運動麻痺の重症度別に提案できる治療プログラムや目標動作について解説する．

食器を支える

紙を押さえる

本を押さえる

非麻痺側の上肢や手指を洗う

衣服のシワを伸ばす埃をはらう

図1 **重症度：No の患者に対する目標動作の例**

重症度：No（得点：0〜10）

重症度：No（重度）と判別される患者は，他の重症度の患者と比べて ARAT の Grasp と Gross movement の得点が向上しやすいが，麻痺側上肢を用いた動作の質は改善しにくい[2]．提供する治療では，肩関節と肘関節の分離運動を促す練習など，上肢近位部の練習を優先して行うことが推奨される．Grasp は前腕の回内運動を要する課題であり，Gross movement は身体に対するリーチ課題が設定されている．治療の目標には，上肢近位部の機能を活かし，前腕の回内運動を含む生活動作が提案できる．具体的な動作としては，机に手を置き，食器，紙，本を押さえるなどが挙げられる．手指の随意性を有していない場合でも，自己の身体にリーチする

ことができれば，ファスナーの開閉時に上衣を押さえる，非麻痺側の上肢や手指を洗う，衣服のシワを伸ばす，衣服の埃をはらうなどの動作の獲得を目指すことができる（**図1**）．重症度：No に該当する患者には，上肢近位部の運動機能を高め，補助手として生活動作に参加させるための動作練習や学習性不使用を予防，改善させるための指導が重要になる．

重症度：Poor（得点：11〜21）

重症度：Poor（やや重度）と判別される患者は，他の重症度の患者と比べて ARAT の Grasp と Grip の得点が向上しやすいが，Pinch の得点が向上しにくい[2]．Grip は，前腕を中間位に保持する，または回内位から回外位にする課題が含まれている．提供する治療では，前腕の回内／回外運動を促す練習を行うことが推奨される．治療の目標には，

88002-129 JCOPY

ペットボトルを把持させる

スライドドアを開閉させる

スプーン、フォークを使う

靴下を着脱する

歯ブラシを持たせる

スマートフォンを把持させる

靴ひもを結ぶ

文字を書く

図2　重症度：Poor の患者に対する目標動作の例

図3　重症度：Limited の患者に対する
目標動作の例

前腕の回内／回外運動を伴う生活動作が提案できる．具体的な動作としては，非麻痺側上肢で麻痺側上肢にペットボトルを把持させる，スライドドアを開閉させる，歯磨き粉をつける際に麻痺側上肢に歯ブラシを持たせる，非麻痺側上肢で麻痺側上肢にスマートフォンを把持させるなどの動作の獲得を目指すことができる（図2）．重症度：Poor に該当する患者には，前腕の運動機能を高める練習を実施し，生活動作につなげていくことが重要である．患者の麻痺側上肢の使用頻度や動作の質のさらなる向上には，手指機能が関わっていると推察される．

重症度：Limited（得点：22〜42）

　重症度：Limited（中等度）と判別される患者は，他の重症度の患者と比べて ARAT の得点の向上が最も期待できる[2]．目標動作としては，手指の巧緻性を要するスプーンやフォークの操作，衣服のファスナーの開閉，靴下の着脱，靴ひもを結ぶ，書字などが提案できる（図3）．一方，脳卒中後片麻痺患者には，異常な代償動作戦略が強化される learned bad-use（学習された代償）が生じる場合があり，動作の向上が困難になることが報告されている[4,5]．運動機能の改善が，直接的に麻痺側上肢の使用頻度や動作の質の改善をもたらすとは限らないため，提供する治療では，向上が期待される運動機能を生活動作に般化させられるように，練習や指導を行うこ

とが重要となる．重症度：Limited に該当する患者には，動作練習の場面では，出現する代償動作に対して適切なフィードバックを行い，learned bad-use を抑制することが重要になると推察される．

重症度：Notable（得点：43〜54）

　重症度：Notable（やや軽度）と判別される患者は，他の重症度の患者よりも有意な改善を示すサブスコアが少ない[2]．目標動作としては，リーチ運動と手指の巧緻性が求められる，カップで水を飲む，洗濯物を干す，髪の毛を洗う，髪の毛を結ぶ，箸を操作する，ネクタイを結ぶなどが提案できる（図4）．use-dependent plasticity（UDP）は，特定の神経細胞が繰り返し活動すると同じパターンの活動が生じやすくなる現象であり，リハビリテーション治療で実施される反復練習は，これを増強させる目的がある[6]．近年では，運動機能の回復を得るために必要な練習時間，関節運動の回数が検証されている[7,8]．重症度：Notable に該当する患者には，難易度の高い動作練習を十分な量で提供することで UDP を促進させ，運動機能と生活動作の改善を目指すことが重要になる．

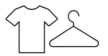

カップで水を飲む　　　洗濯物を干す　　　髪の毛を洗う、結ぶ

 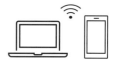

料理する　　　パソコン、スマートフォンを操作する

箸を操作する　　　ネクタイを結ぶ

 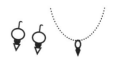

歯磨きをする　　　ピアス、ネックレスを装着する

図4　重症度：Notable の患者に対する
目標動作の例

図5　重症度：Full の患者に対する目標動作の例

重症度：Full（得点：55〜57）

　重症度：Full（軽度）に判別される患者は，ARAT の得点の変化量は少ないが，生活動作の質の向上が期待できる[2]．目標動作では，料理，歯磨き，パソコンやスマートフォンの操作，ピアスやネックレスの着脱などが提案でき，手指の巧緻性，上肢運動の協調性が求められる動作の獲得を目指すことができる（図5）．脳卒中後の運動麻痺は，共同運動の出現後に痙縮が減弱し，分離運動が可能となり，運動速度や協調性が向上するという回復過程が示されており，Fugl-Meyer Assessment の上肢運動機能項目（FMA-UE）における下位項目の難易度を検証した研究においても，同様の結果が示されている[9, 10]．重症度：Full に該当する患者は，ARAT で詳細な変化を捉えることが困難である，運動速度，関節運動の協調性が向上し，動作の質が改善すると予測される．治療では，関節運動の速度を調整する練習，複合的な関節運動を要する動作練習，抵抗運動など，難易度の高い練習を提供することが推奨される．重症度：Full の患者では，ARAT の得点が上限に近いため，治療による変化が捉えきれない場合がある．そのため，Box and Block Test や Wolf Motor Function Test など，運搬できた個数や課題の遂行時間から，運動の協調性や速度を評価できる上肢機能評価を行い，ARAT の結果と併せて，治療

効果の判定を行うことをお勧めする．

まとめ

　本項では ARAT の得点から判別される重症度別に，提案できる治療プログラムや目標動作について説明した．参照した研究では，生活期の脳卒中後片麻痺患者に対して，反復性経頭蓋磁気刺激療法と集中的なリハビリテーション治療の併用療法を入院下で2週間実施した際の治療効果について検証している[2]．通常の入院または外来診療の場面，発症後の経過期間が異なる患者に対して，研究の結果をそのまま適用することには，注意が必要である．診療場面では，治療プログラムの立案や目標設定を行う際の参考資料の1つとして活用していただきたい．

☞ 役立つアドバイス

　Grasp の課題の1つであるブロックの把持の可否は，手指の自動伸展角度が関与している．治療に使用する物品のサイズを決定する際には，どの大きさまでのブロックが把持できたかという結果を参照できる．治療に用いる物品のサイズは，治療者の経験や感覚，実際に練習を実施した際の観察場面から決定されることが多いが，Grasp におけるブロックの課題の結果も活用することができる．

88002-129　JCOPY

☞役立つアドバイス

　Gross movement の課題である自己身体へのリーチは，生活動作に関連している．手部を到達させることができる範囲を見定めることで，生活動作目標の提案に活用できる．例えば，口元へのリーチが可能であれば，食事，歯磨き，洗顔，頭頂部へのリーチが可能であれば，洗髪，帽子の着脱，後頭部へのリーチが可能であれば，結髪，ネクタイや装飾品の着脱などが，提案できるADL動作として挙げられる．リーチが可能であるのにも関わらず，麻痺側上肢の使用頻度や動作の質が低いものがあれば，再獲得を目指せる生活動作の1つとして，患者に提案できる．

文　献

1) Hoonhorst MH, Nijland RH, van den Berg JS, et al.: How Do Fugl-Meyer Arm Motor Scores Relate to Dexterity According to the Action Research Arm Test at 6 Months Poststroke? Arch Phys Med Rehabil, 96(10):1845-1849, 2015

2) Sakamoto D, Hamaguchi T, Murata K, et al.: Upper Limb Function Recovery by Combined Repetitive Transcranial Magnetic Stimulation and Occupational Therapy in Patients with Chronic Stroke According to Paralysis Severity. Brain Sci, 13(2):284, 2023

3) 石川篤，角田亘，田口健介ほか：本邦の生活に即した脳卒中後上肢麻痺に対する主観的評価スケール作成の試み - 日常生活における「両手動作」と「片手動作」に注目して -. 慈恵医大誌, 125(5): 159-167, 2010

4) Skinner BF: The Behavior of Organisms: An Experimental Analysis, BF Skinner Foundation, Cambridge, 2019

5) Dickinson A: Actions and Habits: The Development of Behavioural Autonomy. Phil Trans R Soc Lond B, 308: 67–78, 1985

6) Classen J, Liepert J, Wise SP, et al.: Rapid plasticity of human cortical movement representation induced by practice. J Neurophysiol, 79(2): 1117-1123, 1998

7) Peurala SH, Kantanen MP, Sjogren T, et al.: Effectiveness of constraint-induced movement therapy on activity and participation after stroke: a systematic review and meta-analysis of randomized controlled trials. Clin Rehabil, 26(3): 209-223, 2012

8) Han CE, Arbib MA, Schweighofer N: Stroke rehabilitation reaches a threshold. PLoS Comput Biol, 4(8): e1000133, 2008

9) Hijikata N, Kawakami M, Ishii R, et al.: Item Difficulty of Fugl-Meyer Assessment for Upper Extremity in Persons With Chronic Stroke With Moderate-to-Severe Upper Limb Impairment. Front Neurol, 11: 577855, 2020

10) Tauchi Y, Kyougoku M, Takahashi K, et al.: Dimensionality and item-difficulty hierarchy of the Fugl-Meyer assessment of the upper extremity among Japanese patients who have experienced stroke. Top Stroke Rehabil, 29(8): 579-587, 2022

（坂本 大悟）

リハビリテーション治療の効果判定

\ POINT \

- 治療効果判定に活用される指標に，治療前後の患者における変化が臨床上有益であると解釈できる最小の変化値（MCID）という概念がある．
- 算出には，アンカーとなる質問票に基づいて算出する方法と統計学的な分布に基づいて算出する方法の2つがある．
- MCIDで治療効果判定を行う際は，算出方法の違いやアンカーに設定する質問内容，治療法とその期間によって解釈に違いが出てくる点に注意が必要である．

　ここまで，Action Research Arm Test（ARAT）による上肢機能評価の活用方法として，重症度の分類，予後予測，それらに基づいた治療プログラムや目標動作の提案について解説した．患者の全体像を整理し，治療の見通しを立て，効果的な練習に結び付けるための次なるステップとして，「治療の効果判定」がある．治療計画に基づいて提供されたリハビリテーション治療の結果，どの程度の効果があったのかを正しく理解することは，よりよい治療提供を検討していくうえで重要である．本項では，治療効果判定の際に役立つ2つの指標を紹介するとともに，ARATで用いられる治療効果判定指標を示す．また，指標を用いる際の注意点についても解説する．

治療効果判定に役立つ指標

1　最小可検変化量（MDC）

　臨床場面で治療効果の判定を行う際に，どのような視点で判定しているだろうか．例えば，以下の4つの視点がある．
①評価者が治療前と比較し，機能面，活動面，参加面で改善したと感じているか？
②患者が治療前と比較し機能面，活動面，参加面で

改善したと感じているか？
③治療計画の立案時に設定した目標が達成されたか？
④治療前に測定した評価結果よりも得点の改善が認められたか？
　この中で，①は評価者の主観的な視点であり，評価者の希望的観測の影響を受けるため効果判定としては適さないといえる．②も主観的な視点ではあるが，患者の満足度につながる視点でもあり，効果判定を行ううえでは重要な視点といえる．しかし，患者が満足しているから効果があるという判断だけではより良い治療が提供できているとはいえないであろう．③，④は目標が達成されたか否か，得点が改善したか否かという明瞭な判定であり，科学的根拠に基づいた目標設定や，信頼性および妥当性が確認されている評価法を用いるのであれば，治療効果の判定の視点として適切であるといえる．しかし，ここで次のような問いが生まれる．「治療前後の評価を比較して1点でも改善していればそれは改善と判断してよいのか？」「今回測定した評価結果がたまたま前回の得点よりよかっただけではないか？」
　これらの問いを解決してくれる1つの指標として，最小可検変化量（minimal detectable change：MDC）がある．MDCは「測定における誤差を超える最小の検出可能な数値」と定義[1]されている．

MDC は 95% の信頼区間において“標準誤差 (standard error of the mean：SEM)×1.96×√2”で計算される[2]．ある検査法に関して，繰り返し測定して得られた 2 つの測定値の変化量の中で測定誤差の大きさを示しており，MDC 未満の変化量の場合，それは測定誤差によるものと判断される．MDC 以上の変化量の場合は，測定誤差以上の変化があったと判断される．

ARAT の MDC は，生活期脳卒中患者 30 名を対象とした研究によって 3.5 点と算出されている[3]．この研究では，MDC の算出に関するサンプリング時の ARAT の点数範囲が明確に示されておらず，対象が少ない．また，重症度別の検討はされておらず，臨床で活用する際には注意する必要がある．特に，ARAT は 57 点満点で採点されるため，ARAT の点数が 54 点以上の場合，治療による測定誤差を超える変化があったかを判断することは困難となる．このような場合，MDC のみを指標とするのではなく，どのサブテストで失点しているかを確認し，顕在化した問題点を今後の治療標的にすべきである．

以上の注意点を踏まえたうえで，治療前後の ARAT の変化量の解釈について例示する（**図 1**）．ある患者（生活期）の治療前に測定された ARAT の得点が 20 点，治療後の再評価の得点が 22 点であったとする．この場合では，治療前後での変化量 Δ は 2 点となる．この変化量は MDC ＝ 3.5 点を下回る結果となり，治療後の得点は測定誤差の範囲内であると解釈できる．一方，治療前に測定された ARAT の得点が 20 点，治療後の再評価の得点が 30 点であったとする．治療前後の変化量 Δ は 10 点となり，MDC を上回る変化が認められたことになる．この変化量は治療前後で測定誤差の範囲を超えた明らかな変化があったと解釈できる．

以上のように上肢機能評価における MDC は，運動機能の回復に起因する変化なのか，評価を実施した際に生じる誤差（測定誤差）によるものなのかを判別するための指標にすることができ，リハビリテーション治療の効果判定をする際の一助になる．

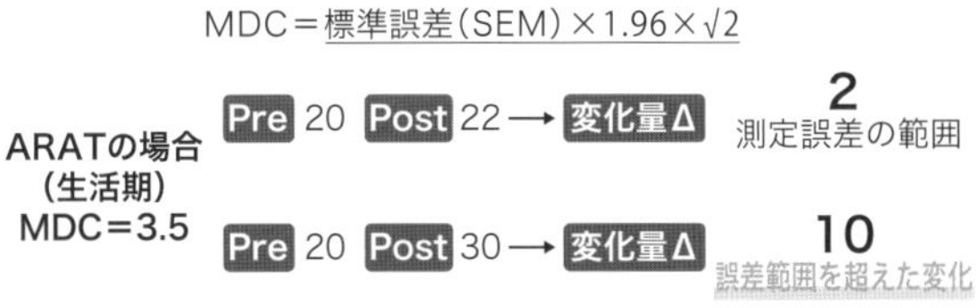

$$MDC＝標準誤差(SEM)×1.96×√2$$

ARAT の場合
（生活期）
MDC＝3.5

Pre 20　Post 22　→　変化量Δ　**2**　測定誤差の範囲

Pre 20　Post 30　→　変化量Δ　**10**　誤差範囲を超えた変化

図 1　MDC を指標とした ARAT の変化量の解釈

MDC：最小可検変化量
測定における誤差を超える最小の検出可能な数値．
MDC より小さい変化は，測定誤差範囲であることを意味する．

2　臨床上意味のある最小変化量（MCID）

治療前後の上肢機能評価による測定で得られた値を解釈するうえで，MDC と似た概念として，minimal clinically important difference（MCID）という概念がある[4]．これは，治療前後の患者における変化が臨床上有益であると解釈できる最小の変化値である．この概念に基づくと，治療前後の変化値が MCID を超えた場合，臨床上，患者にとって有益な変化があったと判断できるとされている．尺度開発の国際基準である COnsensus-based Standards for the selection of health Measurement INstruments（COSMIN）[5] において，評価尺度を開発するにあたって MCID の計算が推奨されており，治療効果を判定をする際の基準として重要な要素である．

MCID を算出する方法には以下の 2 つの方法が報告されている[6]．1 つ目はアンカーとなる質問票に基づいて算出する方法（anchor-based method）で，2 つ目は統計学的な分布に基づいた算出方法である．

Anchor-based method では，アンカーとなる質問票を基に「改善した」群と「変化なし」群に分け，各群の評価の変化値を求める．そして，最も感度と特異度が高くなるカットオフ値を受信者操作特性（receiver operating characteristic：ROC）を用いて計算した値を MCID とする方法である．この方法は，アンカー質問（患者自身の主観的な変化の内容などの質問）によって群分けを行うことで，臨床的な解釈を考慮している点が利点である．一方，

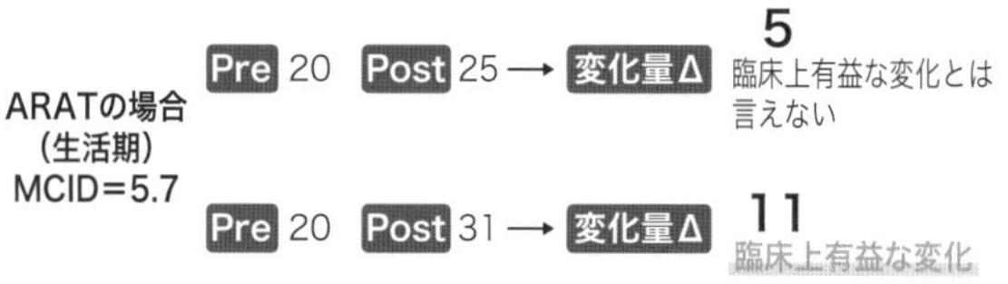

ARATの場合
（生活期）
MCID＝5.7

Pre 20　Post 25 → 変化量Δ　**5** 臨床上有益な変化とは言えない

Pre 20　Post 31 → 変化量Δ　**11** 臨床上有益な変化

図2　MCID を指標とした ARAT の変化量の解釈

MCID：臨床上意味のある最小変化量.
患者における変化が有益であると解釈できる最小の変化値.

アンカーに用いる質問の妥当性や群分け方法に明確な基準がない点が欠点である.

　統計分布に基づいた算出方法は，治療前の評価における測定結果の標準偏差（SD）と信頼性係数を用いて，測定の SEM を求める方法である．"SEM ＝ SD ×√（1 -r）（r；信頼性係数）"と定義され，この SEM を MCID として用いる方法である．その他，前出の MDC を MCID として見なす場合もある．SEM や MDC は，いずれもその値以下の変化は誤差の範囲内であり重要な意味を持たないという根拠を前提とした MCID の算出方法である．この方法の利点は，SEM や MDC といった統計学的な確立された手法を用いており信頼性が高い点だが，臨床的な解釈が考慮されていないという課題がある．このように，MCID を基準として効果判定をする際には，MCID を上回る変化であるかを確認するだけではなく，どのような手法によって算出された値かを考慮し解釈をすることが大切である.

　ARAT における MCID は，急性期の CI 療法（constraint-induced movement therapy）を受けた 52 名の患者を対象として anchor-based method で算出した報告がある [7]．この研究では，麻痺側上肢が利き手の場合は 12 点であり，麻痺側上肢が利き手でない場合は 17 点としている．治療前後の ARAT の変化量は，治療前（発症後平均 9.5 日）の評価をベースラインとして，治療後（発症後平均 25.9 日）の得点から算出されている．治療前の ARAT の平均点は 22.5 ± 15.3 点であることから，この研究の MCID の適応範囲は，治療前のARAT が 8 ～ 37 点の患者が対象となる.

　生活期については，過去の類似する結果指標に基づき，ARAT の全点数の 10％の改善，5.7 点が MCID と設定されている [8]．関連する研究では設定された値の検証も行われており，ARAT の検査者間，検査者内信頼性が検証され，順位相関係数や級内相関係数，平均差と一致限界，カッパ係数などの指標をもとにして，MCID5.7 点が臨床的に意味のある差を検出できることを明らかにしている [9]．そのため生活期の MCID は，統計学的な分布に基づいた算出方法と言える．この研究では，生活期の患者 20 名を対象に実施されており，サンプリングされた ARAT の平均点は 29.2 ± 12.5 点であった．そのため，この研究の MCID の適応範囲は，治療前の ARAT が 17 ～ 41 点の患者が想定される.

　例として，前述の MDC と同様に治療前後の ARAT の変化量の解釈を**図2**に示す．ある生活期の患者の治療前に測定された ARAT の得点が 20 点，治療後の再評価の得点が 25 点であったとする．この場合，治療前後での変化量Δは 5 点となる．この変化量は MCID ＝ 5.7 点を下回っており，臨床上患者にとって有益な変化であるとはいえない範囲であったとなる．一方，治療前に測定された ARAT の得点が 20 点，治療後の再評価の得点が 31 点であったとする．治療前後の変化量Δは 11 点となり，MCID を上回る変化が認められたことになる．この変化は，治療の前後で患者にとって臨床上有益であったと捉えることができる.

　なお，MCID を臨床で活用する際に注意すべきは，「臨床におけるすべての患者に適応できる絶対的な基準ではない」という点である．前述した ARAT の MDC や MCID に関する先行研究は，いずれも対象が少なく，ARAT の重症度別の検討がなされていない．対象の属性や適応条件が異なる事例に対して，そのままこれらの MCID を参照することは，正確な治療効果の判定を行ううえで課題となる．今後，重症度別の MCID を算出し，適応範囲を明示していくことが求められる．また，ARAT の重症度が軽度（55 ～ 57 点）の症例においては，MDC や MCID といった指標は適応が困難であるため，他の上肢機能評価の併用や実動作の質的な変

化を評価し，多角的に治療効果の判定を実施する必要がある．

　以上の点に注意し，日々の臨床において MDC や MCID などの治療効果判定の基準値を積極的に活用することは，個々の症例がどの程度の治療効果を得られているか理解する一助となり，より良い治療提供につながると考える．

文　献

1）Beaton DE: Understanding the relevance of measured change through studies of responsiveness. Spine (Phila Pa 1976) , 25(24) : 3192-3199, 2000

2）de Vet HC, Terwee CB, Ostelo RW, et al.: Minimal changes in health status questionnaires : distinction between minimally detectable change and minimally important change. Health Qual Life Outcomes, 4 : 54, 2006

3）Lin JH, Hsu MJ, Sheu CF, et al.: Psychometric comparisons of 4 measures for assessing upper-extremity function in people with stroke. Phys Ther, 89(8): 840-850, 2009

4）Jaeschke R, Singer J, Guyatt GH: Measurement of health status. Ascertaining the minimal clinically important difference. Control Clin Trials, 10(4):407-415, 1989

5）COSMIN steering comunittee: COSMIN -Improving the Selection of Outcome Measurement Instruments -.2022. https://www.cosmin.nl, (参照日 2023.10.2.)

6）有馬秀幸，松山幸弘：Minimal Clinically Important Difference(MCID) の概念と算出方法．臨整外，54(2):190-195, 2019

7）Lang CE, Edwards DF, Birkenmeier RL, et al.: Estimating minimal clinically important differences of upper-extremity measures early after stroke. Arch Phys Med Rehabil, 89(9):1693-1700, 2008

8）van der Lee JH, Wagenaar RC, Lankhorst GJ, et al.: Forced use of the upper extremity in chronic stroke patients: results from a single-blind randomized clinical trial. Stroke, 30(11):2369-2375, 1999

9）van der Lee JH, De Groot V, Beckerman H, et al.: The intra- and interrater reliability of the action research arm test: a practical test of upper extremity function in patients with stroke. Arch Phys Med Rehabil, 82(1):14-19, 2001

（大熊　諒）

第5章

ARAT 理解度チェック

ARAT の特徴に関する問題

\ 問題1 \

ARAT の特徴について正しいものをすべて選んでください.

① ARAT は国際的に多く用いられている評価方法である.
② ICF において「活動」のセクションに対応すると報告されている.
③ 課題の難易度によって評価の順序が調整されているため,患者の状態によっては検査時間の短縮が可能である.
④ STEF と比較して軽度の上肢麻痺に対して細かな変化を捉えることができる.

解答：①,②,③

解説

①：Action Research Arm Test（ARAT）は脳卒中患者の上肢機能を対象にしたシステマティックレビューにおいて,主要な評価項目の1つとして選択されている（第1章上肢機能と ARAT の関係性を参照）.②：ARAT は国際生活機能分類（International Classification of Functioning, Disability and Health：ICF）における,「活動」領域の評価としての使用が推奨されている.③：ARAT はガットマン尺度に基づいて評価の順序が調整されているため,評価時間の短縮が可能である.④：Simple Test for Evaluating Hand Function（STEF）と比較して「重度」の上肢麻痺に対して細やかな変化を捉えることができる.

各サブテストの実施方法に関する問題

\ 問題2 \

次の課題では，何点と採点しますか？
Grasp「クリケットボール」
手のひらを開いてクリケットボールをつかみ，棚の上に持ち上げる．

　患者はクリケットボールを把持して棚の上まで持ち上げることができたが，棚の上部分に前腕部・手関節部をもたれ掛けさせた状態でクリケットボールを離した．

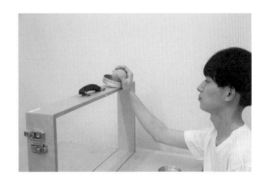

① 　0点
② 　1点
③ 　2点
④ 　3点

解答：②

解説

　クリケットボールを棚の上で離す際は，棚に上肢をもたれ掛けてはいけない．「Grasp」では空間に上肢を保持した状態で目標位置に物品を置き，離すことができるかを評価している．評価者は検査前に患者へ手本を提示し，もたれ掛けないよう指示をしておく．もたれ掛けた状態で課題遂行をした場合，空間での上肢保持は困難であるが，課題の一部を完了させることができたと判断し1点と採点する．

\ 問題3 \

次の課題では，何点と採点しますか？
Grasp「砥石」
手のひらを開いて砥石をつかみ，棚の上に持ち上げる.

　患者は写真のように手掌と示指・中指で砥石を把持し，棚の上まで持ち上げた．立てて置くことはできなかった.

① 　0点
② 　1点
③ 　2点
④ 　3点

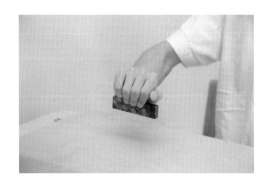

解答：①

解説

　この課題では側腹つまみで砥石を持つことが求められる．指定した肢位で把持できていないため，たとえ棚の上にリーチが可能であっても0点とする．患者が検査時の肢位を理解できていない場合は，手本を見せて，側腹つまみで把持するよう伝える必要がある.

88002-129 JCOPY

\ 問題4 \

次の課題では，何点と採点しますか？
Grip「円筒（2.25cm）」
患者の近くに垂直に置かれた円筒を30cm前方の垂直ペグに移動させる．

　患者は円筒を把持し，前方に置かれた垂直ペグに挿すことは可能であったが，手指を円筒から離すことはできなかった．

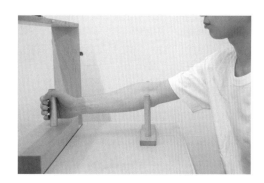

① 　0点
② 　1点
③ 　2点
④ 　3点

解答：②

解説

　この課題では，握り→移動→目標位置で離すことができるかを見ている．円筒を離すことができなければ課題を部分的に完了させたと判断し，1点となる．
　手指の完全伸展は困難であったとしても，手指の随意伸展を伴いながら円筒を離すことができれば課題遂行となる（2点）．

＼　問題5　＼

次の課題では，何点と採点しますか？
Grip「ワッシャー」
金属製の蓋の中に置かれたワッシャーを 30cm 前方の垂直ペグに通す.

　患者はワッシャーを把握することは可能であった. 前方の垂直ペグにリーチする際は肩の挙上と肩関節の外転を伴いながら前腕回内位で垂直ペグに通した.

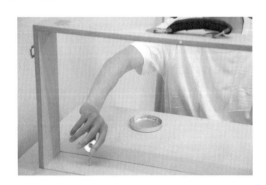

① 　0点
② 　1点
③ 　2点
④ 　3点

解答：②

解説

　「ワッシャー」課題では，垂直ペグに通す際に前腕は回外位であることが求められる. 問題の患者では，前腕回内位で垂直ペグに通しているため，課題の一部を完了させることができたと判断し 1 点となる. 代償動作が伴っていても，前腕回外位でペグに通して置くことができれば 2 点となる.

88002-129 **JCOPY**

＼　問題6　＼

次の課題では，何点と採点しますか？
Pinch「ビー玉　母指と示指」
患者の近くに置いたビー玉を棚の上の容器の中へ移動させる．

　患者は側腹つまみでビー玉を持ち上げて，容器へ移動させた．動作の遂行に困難さはなく，時間の遅延はなかった．

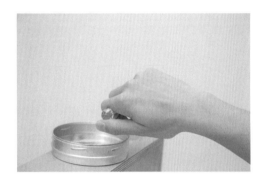

① 　0点
② 　1点
③ 　2点
④ 　3点

解答：①

解説

　Pinch は，母指と示指・中指・環指の対立課題である．問題の患者は側腹つまみでビー玉を持ち上げたため,「物品をつまむことができなかった」と判断され，0点と採点される．患者が評価者の指示を理解していないことがあるため，確認を要する場面もある．

＼ 問題7 ＼

次の課題では，何点と採点しますか？
Gross movement「手を後頭部へ置く」
上肢を患者の膝の上もしくは側方から，後頭部へ置く．

手部は後頭部に到達していたが，体幹の側屈運動が伴っていた．

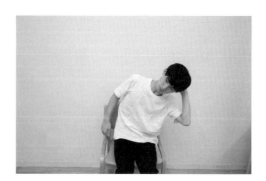

① 0点
② 1点
③ 2点
④ 3点

解答：②

解説

　手部を到達させることはできたが，体幹の代償動作が観察されたため，「肩関節，肘関節を屈曲させた」という部分的な遂行となり，1点と採点される．ただし，健常者で観察される程度の体幹運動は許容されるため，減点対象にはならない．この問題では，体幹の側屈によって，後頭部の位置が開始姿勢から大きく移動してしまったことから，減点対象となる．体幹の代償動作を伴わず，頚部の屈伸運動のみが観察され，手部が目標位置に到達できた場合には2点となる．

\ **問題8** \

次の課題では，何点と採点しますか？
Gross movement「手を頭頂部に置く」
上肢を患者の膝の上もしくは側方から，頭頂部へ置く．

　手部は前額部に到達していた．動作の遂行に困難さはなく，時間の遅延はなかった．

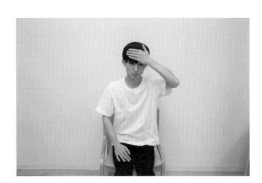

① 0点
② 1点
③ 2点
④ 3点

解答：②

解説

　この課題では，手部は前額部ではなく，頭頂部に到達させなくてはならない．目標位置まで到達させることができていなかったため，課題の完了とはならず，「肩関節，肘関節を屈曲させた」という部分的な遂行と判断され1点と採点される．手を後頭部へ置く課題でも同様に，目標位置は後頚部ではなく，後頭部であるため，課題時には注意深く観察すべきである．

＼　問題 9　＼

次の課題では，何点と採点しますか？
Gross movement「手を口元へ置く」
上肢を患者の膝の上もしくは側方から，口元へ置く．

　手部は口元に到達したが，手指は筋緊張の亢進により屈曲していた．動作の遂行に困難さはなく，時間の遅延はなかった．

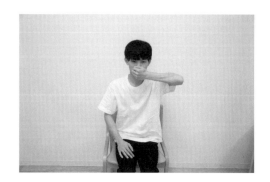

①　0 点
②　1 点
③　2 点
④　3 点

解答：④

解説

　Gross movement では，手指を伸展位で保持することが困難な患者において，手指が屈曲した場合でも，減点とはならない．この問題では，代償動作や時間の遅延がなかったため，「正常に動作を遂行し完了できた」と判断され，3 点と採点される．目標位置に触れるのは，手部の掌側であることに注意したい．

88002-129 JCOPY

予後予測，重症度などの臨床活用に関する問題

\ 問題 10 \

次のうち正しいものを 1 つ選んでください.

① FMA-UE は患者の機能障害を反映しにくい評価法である.
② ARAT と Motor Activity Log の得点は相関関係にある.
③ ARAT で重度と判別されるカットオフ値は 20 点以下である.
④ ARAT 評価の目的は重症度を判別することである.

解答：②

解説

　①，②：ARAT の得点は Motor Activity Log の得点と相関しており（第 4 章 01 上肢運動麻痺の重症度「重症度を判別する意義」を参照），患者の活動制限を捉えやすいという特徴がある. ARAT の得点から重症度を判別することで，麻痺側上肢による物品操作および ADL のレベルを推し測ることができる. 一方で，Fugl-Meyer Assessment の上肢運動機能項目（FMA-UE）は，患者の機能障害を反映しやすい評価法である. ARATと FMA-UE の両者の重症度を参照することで，脳卒中患者の麻痺側上肢の全体像を簡便に把握することができ，治療計画の見通しを立てる際に活用できる. ③：ARAT の合計得点から 3 段階で重症度を分類するカットオフ値が報告されている. この研究では，ARAT のカットオフ値は，重度が 0 ～ 9 点，中等度が 10 ～ 30 点，軽度が 31 ～ 57 点と算出されている. また，重症度を 5 段階に分けている報告では，カットオフ値を重度が 0 ～ 10 点，やや重度が 11 ～ 21 点，中等度が 22 ～ 42 点，やや軽度が 43 ～ 54 点，軽度が 55 ～ 57 点と算出されている. 重症度が重度と判定されるカットオフ値に関しては，いずれの分類でも類似している. まずは ARAT の合計得点が 10 点以上か未満かを確認することは，重症度判定の簡便な方法となる. ④：ARAT で結果から重症度を判別することが目的ではない. ARAT は，結果および重症度から患者の全体像を整理し，治療の見通しを立て，効果的な練習に結び付けるための手段である.

\ 問題 11 \

次のうち正しいものをすべて選んでください.

① 予後予測は初回評価時にのみ行うのがよいとされる.
② 予後予測は新たな治療法の出現によって変わりうる.
③ 予後予測は患者・家族への同意説明の際には活用できない.
④ 予後予測モデルの開発手法の 1 つに回帰モデルがある.

解答：②，④

解説

①：予後予測の意義は目標設定や治療計画の立案といったリハビリテーション治療の初期の活用に留まらない．実際に提供した治療の効果や方針の再検討の際にも重要な示唆を与えてくれる．そのため，評価と予後予測は治療前に限らず繰り返し行うことが重要である．②：予後予測は，医療における時代背景の変化や新たなリハビリテーション治療法の出現などにより変化しうるものである．1990 年代以前には，上肢機能の回復は初期に留まるとされていた．しかし，近年では，反復性経頭蓋磁気刺激や経頭蓋直流電気刺激などのニューロモデュレーションの出現により，慢性期（生活期）においても依然として上肢機能の回復が得られることが明らかになっている．③：予後予測による客観的な資料を提供することは，患者自身が目標設定に参加し納得のいく目標にするための一助となり，患者が目指す改善の指標を与えてくれる．そのため，予後予測は，医師による患者・家族への同意説明の際の客観的な資料として活用の意義がある．一方で，予後が不良な結果に関しての説明は，今後の治療への影響もあるため慎重に行う必要がある．④：現在の予後予測モデルは，線形回帰またはロジスティック回帰といった回帰モデルの手法を用いて開発されているものが多い．近年では，混合効果モデルを作成し，複数時点での測定数値を用いて，その後の麻痺側上肢機能を予測する手法も報告されている．

\ 問題 12 \

次のうち正しいものをすべて選んでください.

①　MDC とは「測定における誤差を超える最小の検出可能な数値」のことである.
②　MCID とは「治療前後の患者における変化が臨床上有益であると解釈できる最小の変化値」のことである.
③　MCID を算出する方法の１つにアンカーとなる質問票に基づいて算出する方法がある.
④　MCID は病期（急性期，回復期，生活期）や治療法によって異なることがある.

解答：①，②，③，④

解説

①：最小可検変化量（minimal detectable change：MDC）は「測定における誤差を超える最小の検出可能な数値」と定義される. ある検査法に関して，繰り返し測定して得られた２つの測定値の変化量の中で測定誤差の大きさを示しており，MDC 未満の変化量の場合，それは測定誤差によるものと判断される. ②：臨床上意味のある最小変化量（minimal clinically important difference：MCID）は「治療前後の患者における変化が臨床上有益であると解釈できる最小の変化値」と定義される. この概念に基づくと，治療前後の変化値が MCID を超えた場合，臨床上，患者にとって有益な変化があったと判断できるとされている. ③：MCID を算出する方法には２つの方法がある. １つ目はアンカーとなる質問票に基づいて算出する方法（anchor-based method）で，２つ目は統計学的な分布に基づいた算出方法である. ④：病期の違いにより，急性期の MCID，生活期の MCID など異なる値が報告されている. 治療効果判定を行う際は，病期によって MCID が異なる点に注意し指標を活用することが大切である. また，MCID といっても算出方法の違いや，アンカーに設定する質問票の内容，治療法とその期間によっても解釈には違いが出てくる. そのため，「臨床におけるすべての患者に適応できる基準」といった絶対的な基準ではないという点は注意する必要がある.

（田口 健介，伊東 寛史，坂本 大悟，大熊 諒）

巻末付録

JASMID-S の全下位項目の予測モデルよって算出された予測確率一覧

包丁を使うときに食材を押さえる

ARAT total	JASMID LANK1	JASMID LANK2	JASMID LANK3	JASMID LANK4	JASMID LANK5
0	36.2%	45.7%	10.3%	4.2%	3.5%
1	35.4%	45.9%	10.6%	4.4%	3.7%
3	33.9%	46.4%	11.1%	4.6%	3.9%
6	31.6%	47.0%	12.0%	5.1%	4.3%
9	29.5%	47.4%	12.8%	5.5%	4.8%
12	27.4%	47.6%	13.7%	6.0%	5.2%
15	25.4%	47.6%	14.6%	6.6%	5.8%
18	23.5%	47.5%	15.5%	7.1%	6.4%
21	21.7%	47.1%	16.4%	7.7%	7.0%
24	20.1%	46.6%	17.3%	8.4%	7.7%
27	18.5%	45.8%	18.2%	9.0%	8.4%
30	17.0%	45.0%	19.0%	9.7%	9.3%
33	15.6%	43.9%	19.9%	10.5%	10.2%
36	14.3%	42.7%	20.6%	11.2%	11.1%
39	13.1%	41.4%	21.3%	12.0%	12.2%
42	12.0%	40.0%	21.9%	12.8%	13.3%
45	10.9%	38.5%	22.5%	13.6%	14.5%
48	10.0%	36.9%	22.9%	14.4%	15.8%
51	9.1%	35.3%	23.2%	15.1%	17.2%
54	8.3%	33.6%	23.5%	15.9%	18.8%
57	7.5%	31.8%	23.6%	16.7%	20.4%

字を書くときに紙を押さえる

ARAT total	JASMID LANK1	JASMID LANK2	JASMID LANK3	JASMID LANK4	JASMID LANK5
0	5.7%	50.2%	26.6%	11.0%	6.5%
1	5.4%	49.3%	27.1%	11.4%	6.8%
3	5.0%	47.4%	28.0%	12.3%	7.4%
6	4.3%	44.4%	29.2%	13.6%	8.5%
9	3.8%	41.4%	30.2%	15.0%	9.7%
12	3.3%	38.3%	31.0%	16.4%	11.0%
15	2.9%	35.3%	31.5%	17.9%	12.5%
18	2.5%	32.3%	31.7%	19.4%	14.2%
21	2.2%	29.5%	31.6%	20.8%	16.0%
24	1.9%	26.7%	31.2%	22.2%	18.0%
27	1.6%	24.1%	30.5%	23.5%	20.3%
30	1.4%	21.7%	29.6%	24.6%	22.7%
33	1.2%	19.4%	28.5%	25.6%	25.3%
36	1.1%	17.3%	27.1%	26.4%	28.1%
39	0.9%	15.4%	25.7%	26.9%	31.1%
42	0.8%	13.6%	24.1%	27.2%	34.3%
45	0.7%	12.0%	22.4%	27.2%	37.6%
48	0.6%	10.6%	20.7%	27.0%	41.1%
51	0.5%	9.3%	19.0%	26.5%	44.6%
54	0.4%	8.2%	17.4%	25.8%	48.2%
57	0.4%	7.2%	15.8%	24.9%	51.8%

茶碗を持つ，皿を押さえる

ARAT total	JASMID LANK1	JASMID LANK2	JASMID LANK3	JASMID LANK4	JASMID LANK5
0	60.1%	23.2%	10.5%	4.3%	1.9%
1	58.4%	23.9%	11.1%	4.6%	2.0%
3	54.9%	25.3%	12.3%	5.2%	2.3%
6	49.6%	27.0%	14.3%	6.3%	2.8%
9	44.3%	28.2%	16.4%	7.6%	3.5%
12	39.1%	29.0%	18.6%	9.1%	4.3%
15	34.1%	29.1%	20.7%	10.8%	5.3%
18	29.5%	28.6%	22.7%	12.7%	6.4%
21	25.2%	27.6%	24.5%	14.8%	7.8%
24	21.4%	26.1%	25.9%	17.1%	9.5%
27	18.1%	24.2%	26.8%	19.5%	11.5%
30	15.1%	22.0%	27.1%	21.8%	13.9%
33	12.6%	19.7%	26.9%	24.1%	16.7%
36	10.4%	17.4%	26.2%	26.2%	19.8%
39	8.6%	15.2%	24.9%	27.9%	23.5%
42	7.0%	13.0%	23.3%	29.2%	27.5%
45	5.8%	11.1%	21.3%	29.9%	32.0%
48	4.7%	9.4%	19.2%	29.9%	36.8%
51	3.8%	7.8%	17.0%	29.4%	41.9%
54	3.1%	6.5%	14.9%	28.3%	47.1%
57	2.5%	5.4%	12.9%	26.7%	52.5%

手さげカバン/買い物袋を持つ

ARAT total	JASMID LANK1	JASMID LANK2	JASMID LANK3	JASMID LANK4	JASMID LANK5
0	49.0%	36.1%	11.0%	3.5%	0.5%
1	47.2%	37.0%	11.6%	3.7%	0.5%
3	43.6%	38.5%	13.0%	4.2%	0.6%
6	38.3%	40.4%	15.3%	5.2%	0.8%
9	33.4%	41.5%	17.8%	6.4%	0.9%
12	28.7%	41.8%	20.5%	7.8%	1.2%
15	24.5%	41.4%	23.3%	9.4%	1.4%
18	20.7%	40.1%	26.1%	11.4%	1.8%
21	17.3%	38.2%	28.7%	13.6%	2.2%
24	14.5%	35.7%	30.9%	16.2%	2.7%
27	12.0%	32.7%	32.8%	19.1%	3.4%
30	9.9%	29.6%	34.1%	22.4%	4.1%
33	8.1%	26.3%	34.7%	25.8%	5.1%
36	6.6%	23.0%	34.6%	29.5%	6.3%
39	5.4%	19.9%	33.8%	33.2%	7.7%
42	4.4%	17.1%	32.3%	36.9%	9.4%
45	3.6%	14.4%	30.3%	40.3%	11.4%
48	2.9%	12.1%	27.9%	43.3%	13.7%
51	2.3%	10.1%	25.3%	45.7%	16.5%
54	1.9%	8.4%	22.5%	47.5%	19.7%
57	1.5%	6.9%	19.8%	48.4%	23.4%

88002-129 JCOPY

物を小脇に抱える

ARAT total	JASMID LANK1	JASMID LANK2	JASMID LANK3	JASMID LANK4	JASMID LANK5
0	52.2%	30.7%	9.8%	5.4%	1.9%
1	51.0%	31.2%	10.2%	5.6%	2.0%
3	48.6%	32.1%	10.9%	6.1%	2.2%
6	45.1%	33.4%	12.0%	6.9%	2.5%
9	41.7%	34.4%	13.2%	7.8%	2.9%
12	38.3%	35.1%	14.5%	8.8%	3.3%
15	35.0%	35.5%	15.7%	10.0%	3.8%
18	31.8%	35.6%	17.0%	11.2%	4.4%
21	28.9%	35.4%	18.2%	12.5%	5.0%
24	26.1%	34.9%	19.4%	13.9%	5.7%
27	23.4%	34.2%	20.5%	15.4%	6.5%
30	21.0%	33.1%	21.4%	17.0%	7.5%
33	18.7%	31.8%	22.2%	18.7%	8.5%
36	16.7%	30.4%	22.9%	20.4%	9.7%
39	14.8%	28.8%	23.3%	22.1%	11.0%
42	13.1%	27.0%	23.6%	23.9%	12.4%
45	11.6%	25.2%	23.6%	25.6%	14.0%
48	10.2%	23.3%	23.4%	27.2%	15.8%
51	9.0%	21.5%	23.0%	28.7%	17.8%
54	7.9%	19.7%	22.3%	30.1%	20.0%
57	6.9%	17.9%	21.6%	31.3%	22.3%

歯ブラシに歯磨き粉をつける

ARAT total	JASMID LANK1	JASMID LANK2	JASMID LANK3	JASMID LANK4	JASMID LANK5
0	55.3%	14.8%	6.0%	7.8%	16.1%
1	54.2%	14.9%	6.2%	8.0%	16.7%
3	52.1%	15.2%	6.4%	8.4%	17.9%
6	48.8%	15.5%	6.7%	9.0%	19.9%
9	45.5%	15.7%	7.0%	9.6%	21.1%
12	42.3%	15.8%	7.3%	10.2%	24.5%
15	39.1%	15.8%	7.5%	10.7%	27.0%
18	36.0%	15.6%	7.6%	11.2%	29.6%
21	33.0%	15.3%	7.7%	11.6%	32.5%
24	30.2%	14.8%	7.7%	11.9%	35.4%
27	27.5%	14.3%	7.6%	12.1%	38.5%
30	25.0%	13.7%	7.5%	12.2%	41.6%
33	22.6%	13.0%	7.3%	12.3%	44.8%
36	20.4%	12.3%	7.1%	12.2%	48.1%
39	18.3%	11.5%	6.8%	12.0%	51.4%
42	16.4%	10.7%	6.5%	11.7%	54.7%
45	14.7%	9.9%	6.1%	11.4%	57.9%
48	13.1%	9.1%	5.8%	10.9%	61.1%
51	11.7%	8.4%	5.4%	10.4%	64.1%
54	10.4%	7.6%	5.0%	9.9%	67.1%
57	9.3%	6.9%	4.6%	9.3%	69.9%

コップに水を注ぐ

ARAT total	JASMID LANK1	JASMID LANK2	JASMID LANK3	JASMID LANK4	JASMID LANK5
0	94.8%	3.6%	0.9%	0.4%	0.3%
1	94.2%	4.0%	1.0%	0.5%	0.3%
3	93.0%	4.9%	1.2%	0.6%	0.4%
6	90.6%	6.4%	1.6%	0.8%	0.5%
9	87.6%	8.4%	2.2%	1.1%	0.7%
12	83.8%	10.8%	3.0%	1.5%	1.0%
15	79.0%	13.7%	4.0%	2.0%	1.3%
18	73.4%	16.9%	5.2%	2.7%	1.8%
21	66.8%	20.4%	6.8%	3.6%	2.5%
24	59.6%	23.7%	8.6%	4.7%	3.3%
27	51.8%	26.6%	10.8%	6.2%	4.5%
30	44.0%	28.6%	13.2%	8.1%	6.1%
33	36.5%	29.5%	15.6%	10.2%	8.1%
36	29.6%	29.1%	17.8%	12.7%	10.8%
39	23.5%	27.5%	19.4%	15.4%	14.2%
42	18.4%	24.8%	20.3%	18.1%	18.4%
45	14.1%	21.6%	20.2%	20.4%	23.6%
48	10.7%	18.2%	19.3%	22.1%	29.7%
51	8.1%	14.8%	17.5%	22.9%	36.6%
54	6.0%	11.8%	15.3%	22.7%	44.2%
57	4.5%	9.2%	12.9%	21.4%	52.0%

キャップ開閉時にペットボトル本体を把持する

ARAT total	JASMID LANK1	JASMID LANK2	JASMID LANK3	JASMID LANK4	JASMID LANK5
0	28.3%	22.4%	15.6%	15.8%	17.8%
1	27.7%	22.3%	15.7%	16.0%	18.3%
3	26.6%	22.0%	15.8%	16.5%	19.1%
6	24.9%	21.5%	16.0%	17.1%	20.5%
9	23.3%	20.9%	16.1%	17.7%	22.0%
12	21.8%	20.3%	16.1%	18.3%	23.5%
15	20.4%	19.6%	16.1%	18.8%	25.1%
18	19.0%	18.9%	16.0%	19.3%	26.8%
21	17.7%	18.2%	15.9%	19.7%	28.5%
24	16.4%	17.5%	15.7%	20.1%	30.3%
27	15.3%	16.7%	15.4%	20.4%	32.2%
30	14.2%	15.9%	15.1%	20.6%	34.1%
33	13.2%	15.1%	14.8%	20.8%	36.1%
36	12.2%	14.4%	14.4%	20.9%	38.2%
39	11.3%	13.6%	14.0%	20.9%	40.2%
42	10.5%	12.9%	13.5%	20.8%	42.4%
45	9.7%	12.1%	13.0%	20.7%	44.5%
48	8.9%	11.4%	12.5%	20.5%	46.7%
51	8.2%	10.7%	12.0%	20.2%	48.8%
54	7.6%	10.1%	11.5%	19.9%	51.0%
57	7.0%	9.4%	10.9%	19.5%	53.2%

食器を洗う

ARAT total	JASMID LANK1	JASMID LANK2	JASMID LANK3	JASMID LANK4	JASMID LANK5
0	52.2%	32.4%	6.3%	3.7%	5.5%
1	51.0%	32.9%	6.5%	3.8%	5.7%
3	48.5%	34.0%	7.0%	4.2%	6.3%
6	44.8%	35.5%	7.8%	4.7%	7.2%
9	41.2%	36.7%	8.6%	5.3%	8.3%
12	37.6%	37.5%	9.4%	5.9%	9.5%
15	34.2%	38.1%	10.2%	6.6%	10.8%
18	31.0%	38.3%	11.1%	7.3%	12.4%
21	27.9%	38.1%	11.9%	8.1%	14.1%
24	25.0%	37.6%	12.6%	8.8%	15.9%
27	22.4%	36.7%	13.3%	9.6%	18.0%
30	19.9%	35.6%	13.8%	10.4%	20.3%
33	17.6%	34.2%	14.3%	11.1%	22.8%
36	15.6%	32.5%	14.6%	11.8%	25.6%
39	13.7%	30.7%	14.7%	12.4%	28.5%
42	12.1%	28.7%	14.7%	12.9%	31.6%
45	10.6%	26.7%	14.6%	13.3%	34.9%
48	9.3%	24.6%	14.3%	13.6%	38.3%
51	8.1%	22.5%	13.8%	13.7%	41.9%
54	7.1%	20.5%	13.2%	13.7%	45.5%
57	6.1%	18.6%	12.6%	13.5%	49.2%

傘を開閉するときに柄を持つ

ARAT total	JASMID LANK1	JASMID LANK2	JASMID LANK3	JASMID LANK4	JASMID LANK5
0	94.2%	4.5%	0.8%	0.3%	0.3%
1	93.6%	4.9%	0.9%	0.3%	0.3%
3	92.3%	5.9%	1.1%	0.4%	0.4%
6	90.0%	7.6%	1.4%	0.5%	0.5%
9	87.0%	9.8%	1.9%	0.7%	0.7%
12	83.3%	12.4%	2.5%	0.9%	0.9%
15	78.8%	15.6%	3.2%	1.2%	1.2%
18	73.4%	19.1%	4.2%	1.7%	1.6%
21	67.3%	22.9%	5.5%	2.2%	2.1%
24	60.6%	26.7%	7.0%	2.9%	2.8%
27	53.4%	30.3%	8.9%	3.7%	3.7%
30	46.0%	33.2%	11.0%	4.8%	4.9%
33	38.9%	35.1%	13.3%	6.2%	6.5%
36	32.2%	35.8%	15.7%	7.8%	8.5%
39	26.1%	35.2%	18.0%	9.6%	11.1%
42	20.9%	33.3%	19.9%	11.6%	14.4%
45	16.4%	30.4%	21.2%	13.6%	18.4%
48	12.8%	26.8%	21.7%	15.4%	23.2%
51	9.8%	23.0%	21.3%	17.0%	28.9%
54	7.5%	19.2%	20.1%	17.9%	35.3%
57	5.7%	15.6%	18.3%	18.1%	42.2%

（大熊諒ほか：日常生活における麻痺手の使用頻度を推定する予測式の構築：脳卒中患者の目標設定の際に使用する参考値を得るために．日本スティミュレーションセラピー学会会誌，3(1)：34-41, 2022 より改変）

4．評価用紙

得点基準

3点：可能
2点：時間がかかった、または困難さがあるが可能
1点：部分的に施行
0点：できない

1）GRASP（つかみ）：机上の所定の場所から、37cm の高さの棚へ持ち上げてのせる。

① 木製ブロック 10cm
（①が3点なら、以下すべて3点） _____ 点

② 木製ブロック 2.5cm
（②が0点なら、以下すべて0点） _____ 点

③ 木製ブロック 5.0cm _____ 点

④ 木製ブロック 7.5cm _____ 点

⑤ クリケットボール直径 7.5cm _____ 点

⑥ 砥石 10 × 2.5 × 1cm 点

合計 _____ 点 /18 点

2）GRIP（握り）：机上で移動させる。

① グラスからグラスへ水を移す
水の入ったグラスを持ち、回内させて他方のグラスに移す。
（①が3点なら、以下すべて3点） _____ 点

② 円筒直径 2.25cm × 11.5cm
所定の位置から、30cm 離れた位置に差し替える。
（②が0点なら、以下すべて0点） _____ 点

③ 円筒直径 1 cm × 16cm
所定の位置から、30cm 離れた位置に差し替える。 _____ 点

④ ワッシャーをペグに通す
所定の位置にある蓋の中に置いたワッシャーをペグに通す。 _____ 点

合計 _____ 点 /12 点

88002-129 JCOPY

3）PINCH（つまみ）：机上で所定の場所にある蓋のなかに置いた物を棚の上（37cm）にある金属製容器
へつまみあげて入れる。

① 6mm 金属球　母指と環指でつまむ
　　（①が 3 点なら、以下すべて 3 点）　　　　　　　　　　　　　　　　　　　　　　　　点

② 1.5cm ビー玉　母指と示指でつまむ
　　（②が 0 点なら、以下すべて 0 点）　　　　　　　　　　　　　　　　　　　　　　　点

③ 6 mm金属球　母指と中指でつまむ　　　　　　　　　　　　　　　　　　　　　　　点

④ 6 mm金属球　母指と示指でつまむ　　　　　　　　　　　　　　　　　　　　　　　点

⑤ 1.5cm ビー玉　母指と環指でつまむ　　　　　　　　　　　　　　　　　　　　　　　点

⑥ 1.5cm ビー玉　母指と中指でつまむ

合計　　　　点 /18 点

4）GROSSMOVEMENT（粗大運動）：膝の上に置いた手を移動させる。

① 手を後頭部へ置く
　　（①が 3 点なら、以下すべて 3 点、0 点なら以下すべて 0 点）　　　　　　　　　　点

② 手を頭頂部へ置く　　　　　　　　　　　　　　　　　　　　　　　　　　　　　　点

③ 手を口元へ　　　　　　　　　　　　　　　　　　　　　　　　　　　　　　　　　点

合計　　　　点 / 9 点

総合計　　　　点 /57 点

（提供：インターリハ株式会社）

索　引

88002-129 JCOPY

監修者：安保雅博
（東京慈恵会医科大学リハビリテーション医学講座 主任教授）

略歴
1990 年　東京慈恵会医科大学卒業
1998 年〜スウェーデンのカロリンスカ研究所／病院に留学
2000 年〜東京慈恵会医科大学リハビリテーション医学講座講師
2001 年〜東京慈恵会医科大学附属病院リハビリテーション科診療部長
2007 年〜東京慈恵会医科大学リハビリテーション医学講座主任教授
2016 年〜東京慈恵会医科大学附属病院副院長

専門分野
リハビリテーション全般，脳卒中リハビリテーション，脳機能画像，高次脳機能障害，認知症，失語症

主な著書・編著書
『急性期病院リハビリテーションマニュアル』（新興医学出版社・共著）
『リハビリテーション医学』（羊土社・共著）
『最新リハビリテーション医学』（医歯薬出版・共著）
『脳卒中の重度マヒでもあきらめない！ 腕が上がる　手が動く　リハビリ・ハンドブック』（講談社）
『上肢ボツリヌス療法とリハビリテーション医療』（新興医学出版社・共著）
『下肢ボツリヌス療法とリハビリテーション医療』（新興医学出版社・共著）

東京慈恵会医科大学リハビリテーション医学講座

リハビリテーション医療を支える人材の育成を最大の目的とし，適切な治療プランの作成，患者に対するわかりやすい情報提供など必要とされる素養の教育を行っている．また，リハビリテーション科医を中心に各専門職種との緊密な連携にも取り組み，臨床現場での実践的なチームアプローチにも努め，リハビリテーション医学分野で扱われるすべての疾患を幅広く診療している．臓器別の診療や検査データばかりにとらわれることなく，「体全体としてアプローチする，あくまでも人として向き合う」が診療のモットー．
講座 HP：http://jikei−reha.com

© 2024　　　　　　　　　　　　　　　第 1 版発行　2024 年　7 月 20 日

脳卒中上肢機能検査マニュアル　ARAT

監修	安保　雅博
編集	中山　恭秀
執筆代表	田口　健介
	大熊　　諒
	坂本　大悟

検印省略　（定価はカバーに表示してあります）

発行者　　　　　　　　林　峰子
発行所　　　株式会社 新興医学出版社
〒113-0033　東京都文京区本郷 6-26-8
TEL 03-3816-2853　FAX 03-3816-2895

印刷　三美印刷株式会社　　ISBN978-4-88002-129-4　　郵便振替　00120-8-191625